朱仁康皮肤外科临床经验拾遗

主　编　蔡瑞康　宋　坪

副主编　庞　博　陈　岩　王　琳　徐丽梅

编　委　许灿龙　张　思　白明明　张晓彤

王若伊　何春燕　张益生　李艺濛

刘　婧　程晓菲　王　烁　李姝仪

张乃月　高云逸　曲圣元　栾　冰

胡春晨　李惠清　张红武　倪　山

人民卫生出版社

·北京·

图书在版编目（CIP）数据

朱仁康皮肤外科临床经验拾遗 / 蔡瑞康，宋坪主编 . —北京：人民卫生出版社，2021. 5（2025. 2 重印）

ISBN 978-7-117-31500-5

Ⅰ. ①朱… Ⅱ. ①蔡… ②宋… Ⅲ. ①中医学 - 皮肤病学 - 经验 - 中国 - 现代 Ⅳ. ①R275

中国版本图书馆 CIP 数据核字（2021）第 076531 号

人卫智网 **www.ipmph.com**	医学教育、学术、考试、健康，购书智慧智能综合服务平台	
人卫官网 **www.pmph.com**	人卫官方资讯发布平台	

朱仁康皮肤外科临床经验拾遗
Zhu Renkang Pifu Waike Linchuang Jingyan Shiyi

主　　编：蔡瑞康　宋　坪
出版发行：人民卫生出版社（中继线 010-59780011）
地　　址：北京市朝阳区潘家园南里 19 号
邮　　编：100021
E - mail：pmph @ pmph.com
购书热线：010-59787592　010-59787584　010-65264830
印　　刷：北京顶佳世纪印刷有限公司
经　　销：新华书店
开　　本：710×1000　1/16　印张：12　插页：4
字　　数：190 千字
版　　次：2021 年 5 月第 1 版
印　　次：2025 年 2 月第 3 次印刷
标准书号：ISBN 978-7-117-31500-5
定　　价：69.00 元

打击盗版举报电话：010-59787491　E-mail：WQ @ pmph.com
质量问题联系电话：010-59787234　E-mail：zhiliang @ pmph.com

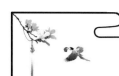

蔡瑞康简介

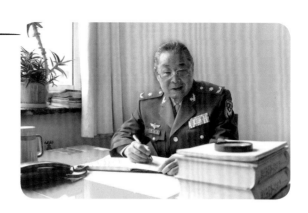

　　蔡瑞康，教授、主任医师，专业技术一级，博士生导师。1935 年生于江苏泰兴，毕业于第四军医大学（现空军军医大学）皮肤病与性病专业，是中华人民共和国成立后培养的第一代军医，空军特色医学中心（原空军总医院）皮肤科创始人。20 世纪 60 到 70 年代，先后师从赵炳南、朱仁康两位中医大家，从而奠定了中西医结合治疗皮肤病的基础。

　　蔡教授从医 60 余载，潜心钻研，勇闯中西医诊疗皮肤病新路，研制出治疗皮肤病的特效药和小型医疗器械，解决了长期以来影响亚热带地区军队战斗力的"烂裆"难题，先后获得国家科学技术进步奖三等奖 1 项，军队科学技术进步奖二等奖、三等奖 10 项，在国家级刊物上发表论文 60 余篇，编写著作 6 部。曾担任解放军皮肤病专业组副组长、第一届全军皮肤病中心主任、国家卫生部化妆品标准专业委员会副主任委员。

　　1991 年，被国务院评为"有突出贡献的专家"，并享受国务院政府特殊津贴。获得"全国科普先进工作者""首都十大健康卫士"等殊荣，多次被国家卫生部评为"先进个人"。2006 年被中国人民解放军总后勤部卫生部聘为"名老中医国家师承制博士生导师"。2017 年，被北京市中医药管理局评为"首都国医名师"。

　　擅长中西医结合治疗白癜风、银屑病、特应性皮炎、化妆品皮炎等疑难皮肤病。

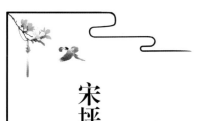

宋坪简介

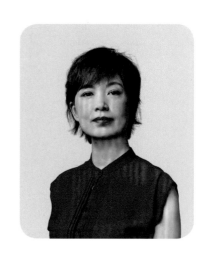

宋坪，医学博士，主任医师，国家三级教授，博士研究生导师，九三学社中央科技专门委员会副主任委员兼秘书长。毕业于北京中医药大学，从事中医皮肤科工作20余年，曾获全国卫生系统"青年岗位能手"、国家中医药管理局"巾帼建功标兵"等荣誉称号。学术任职有国家药品监督管理局化妆品标准委员会委员、中国中医药信息学会中西医结合皮肤病分会副主任委员、中华中医药学会皮肤科分会常务委员兼副秘书长等。主持国家自然科学基金等各级研究课题23项，撰写学术论文80余篇。

自1995年至中国中医科学院广安门医院皮肤科工作以来，坚守临床一线，秉承广安门医院皮肤科名家朱仁康、张作舟、庄国康、许铣等先生的中医学术思想，收集整理了朱仁康老先生的临床病案、学术论著等，运用现代信息学技术进行挖掘归纳，并向国内外传播朱老的学术思想和临床经验，同时将老专家经验用于临床实践。在传承的基础上创新，将"玄府理论""脏腑风湿学说"等中医内科名家的学术思想用于皮肤科疾病治疗，临床疗效显著。

擅长银屑病、痤疮、荨麻疹、皮炎、湿疹等难治性皮肤病的中医药治疗。

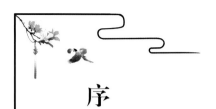

序

　　术精岐黄体天下，德重杏林济世人。中医药是中国传统文化的重要组成部分，是中华民族贡献给全人类的医学瑰宝，是数千年来我国先民医疗实践的积累和升华。新中国成立后，高度重视发展中医药事业，1976 年，为响应毛主席的号召，北京市卫生局开始创办"西医学习中医学习班"，作为医院派出的首批学员，我有幸参加了学习。

　　我原是毕业于第四军医大学皮肤性病专业的一名西医大夫，1955 年曾有幸到中央皮肤性病研究所学习，当时看到痤疮、湿疹和老年瘙痒症等一些皮肤病，西医专家用西药治疗的效果并不理想，而同时坐诊的老中医用中药经验方却能取得很好的治疗效果；之后在诊治病人时，我逐渐发现有些皮肤病用西药治疗并不是最好的解决办法且有不良反应。在寻求更好解决方案的过程中，我开始对中医感兴趣，并觉得中医的确有很多优点是西医无法比拟的，中草药也并不是"树皮草根"那么粗陋简单，而是老祖宗为我们留下的最绮丽的历史财富。这时候我已经对中医产生了浓厚的兴趣，并且在自己行医过程中也尝试采用中西医结合的方式治病救人，感觉效果甚好，这次机会对我来说十分难得，我开始正式踏上了中医的求学之路。此次，跟随南派中医专家朱仁康老先生学习，之后实习一年。

　　当年跟随朱仁康老先生学习时，我已经 40 岁，他 70 岁。因我和朱老是江苏同乡，这样我在跟师过程中相比其他同学在语言沟通上更加顺畅，学习起来更加得心应手，同时还能为其他同学充当小翻译。朱老是经过系统中医理论学习的名老中医，典型的学院派，用药条理清晰、和风细雨，我日常帮助抄方子并整理了多本学习笔记，为我学习中医打下了坚实的基础。那时，我在中医方面已经有了一定基础，所以能比较深入地体会朱老的临床经验。朱老对病人特别细心，又耐心和蔼，从不限号。一次，中午 12 点多了，诊室外来了一位拖着铺盖卷的外地老大爷，我们学生心疼朱老年事高，早该去吃饭了。他却说："外地来的患者特别不容易，今天不给他看，他可能就要在外面多露宿街头一个晚上。"随后，朱老十分耐心地给那位老大爷看病。老大爷是位患臁疮腿的农民，朱老耐心地询问病情，不顾年事已高，亲自给老大爷上药治疗。朱老对患者仁慈和蔼，尤其体贴关照基层百姓，经常下午一两点才能吃午饭，且来不及休息就又去出下午的门诊。

朱老在我学习中医之路上，除给予我许多中医知识和经验、教诲外，在医德人品方面更是我的启蒙之师。他对患者的仁爱之心始终指引我在从医之路上秉持医者仁心的大爱情怀，不分贫富贵贱、无差别地对待每一位患者。跟师朱老，得到老师南派中医的传承，使我吸取到南派的精华，我的中医知识和经验也得到丰富和提高。在跟师朱老的学习过程中，我有幸结识了师兄庄国康先生，他是北京大学医学院毕业的高才生，也是"西学中"的典范，作为朱老早期弟子，他当时已在广安门医院出门诊，那时候我有学习上的疑惑时经常求教于他，如今想来仍十分感激。

跟师朱老学习结束，我仍回到空军总医院，继续悉心钻研中医并将所学知识应用于临床实践，致力于中西医结合治疗皮肤病之路的开拓，陆续研制出一批中药皮肤病制剂和小型医疗美容器械，更好地为患者服务。

求学过程中，我记录了大量的学习笔记，经常是白天诊间学习，晚上回家再补充消化知识，对于恩师的传道授业我个人感觉收获颇多。晚年闲暇之余，想到作为朱老的弟子，希望能将我当年学习记录的笔记出书成册，作为朱仁康皮外科经验的拾遗和补充，以报答当年恩师的教化之恩，故将此书起名《朱仁康皮肤外科临床经验拾遗》。在书籍编写过程中，同为朱老弟子的宋坪教授，百忙之中与我一道对此书进行编纂。我工作室王琳、徐丽梅、许灿龙、白明明医师以及程晓菲硕士等，协助我做了大量工作，如今终于完稿。我们希望此书的出版，能将当年所学分享给大家，为同行及后辈留下汲取朱老经验的机会。

蔡瑞康于空军特色医学中心

2019 年 12 月

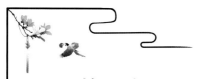

前　言

　　中医药学源远流长，中医理论博大精深，中医学术代有传人。当代中医皮外科学术流派分为燕京流派、海派、岭南流派、湖湘学派、龙江学派等，涌现出赵炳南、朱仁康、金起凤、顾伯华、禤国维、欧阳恒、王玉玺等中医皮外科名家。

　　今年是我从事中医皮肤科工作的第25个年头，回想起初入皮外科门径，朱仁康老先生即是我的领路人，他的音容笑貌，至今仍历历在目。朱老一生医德高尚、学验俱丰，勤于著述，实践创新，传承薪火，为中医学事业做出了杰出的贡献。朱老在学术上从不保留，不仅对弟子谆谆教导，对于其他皮肤科同道亦倾尽所学。前不久捧书夜读，读到一段故事，四川万县名医龚去非老先生遇到疑难的皮肤病患者，他写信向远在北京的朱仁康老先生求教，没过多久就收到了朱老的回信，龚老按照朱老的建议选方用药，获得了很好的疗效。这一段佳话，被龚老记录在他的书中。

　　大约五年前，有缘向朱老早年间弟子，现已成为首都国医名师、一代皮外科泰斗的蔡瑞康先生求学，蔡老告知有早年跟师朱仁康先生学习皮外科的求学笔记数卷，捧读之余，分外欣喜，其中不乏许多未曾发表或未经系统整理的朱老临证经验、用药特色、医案医话，对于朱仁康先生的学术思想亦是重要补充，于是和蔡老商定协助整理这些笔记。时光荏苒，斗转星移，五易寒暑，六订稿件，以学术渊源、学术思想、临证经验为纲，以病证为目，终将这些珍贵的文献资料整理完成。

　　本书源于笔记、医案，落脚于临床体悟，着重介绍朱仁康先生的学术观点、治学方法、特色经验，并列有方药传真专栏，介绍朱仁康先生自拟方、常用方、外用药及外科常用中药特色经验，以飨

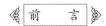

读者。希冀读者能够从中体味朱仁康学术流派独到的经验与哲思。

历时五年，最终成书，深感欣慰。书稿编写过程中，蔡瑞康老先生逐字逐句修改并审定，中国中医科学院广安门医院的庞博博士、陈岩医师、张晓彤硕士、李姝仪医师等人欣闻此事，纷纷加入，齐心协力完成此书。本书还得到了中国中医科学院广安门医院、空军特色医学中心的大力支持，在此并致谢忱。限于学识，鄙陋疏误之处在所难免，万望海内外同仁不吝指正。

"积学之时，如春园之草，不见其长，日有所增；弃学之时，如磨刀之砥，不见其减，日有所消"，这是朱仁康老先生勉励他的弟子李博鉴的赠言，又被博鉴老师转赠于我。每当临证诊疗，抑或深夜笔耕，想起朱老的才高知深，深感道路漫漫，学海无涯，我辈更当朝乾夕惕，焚膏继晷，为中医皮外科贡献自己的绵薄之力。

宋坪于广安门医院

2019 年 12 月

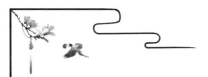

目 录

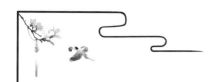

上篇　缅怀朱仁康先生

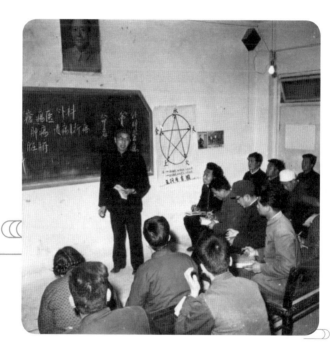

20 世纪 70 年代初，朱仁康先生为"西学中"班学员授课

一、朱仁康先生小传

朱仁康（1908—2000），字行健，1908 年 7 月 12 日出生于江苏省无锡市的一个普通市民家庭，其父是粮店职员。当时军阀割据，战乱频作，兵匪横行，民不聊生。朱家亦食指浩繁，入不敷出，苦度日月。尽管如此，朱父仍注重对下一代的培养，不惜债台高筑，供朱家兄弟上学。朱仁康读完高小后考入中学，一年后却因病辍学。

时值外科名医章治康先生（清代《疡科心得集》作者高锦庭之门生）因避战乱，与朱家合住一院。章先生医德高尚，凡贫困患者，非但分文不取，甚至馈赠药金。这种义举给少年时代的朱仁康留下了不可磨灭的印象。章先生不但专长外科，对内科疾病亦造诣深邃，方圆百里，慕名求医者络绎不绝。朱仁康遂拜章先生为师，学医三年。

朱仁康学医是从《汤头歌诀》《医家四要》开始的。他把各类方剂经过分析，对比异同，牢记下来。外科专著方面，他尤其推崇高锦庭《疡科心得集》，反复攻读，体会到高锦庭组方用药偏重于清热解毒，由此奠定了他的学术思想。此外，他还吸收了《外科正宗》《医宗金鉴》等书的精华，并接受前人"治其外必本诸内，知其内以求其外"及"治外而不知内，非其治也"的教诲，重视内科的学习方法，先后读过《素灵类纂》《时病论》《伤寒来苏集》《温病条辨》《本草从新》等书，为后来树立整体观，主张疮疡皮肤外科诸证应注重内在变化的思想打下了基础。朱仁康求学期间，异常刻苦，至通宵达旦，鸡鸣灯影者，时时有之。

朱仁康极具中医天赋，加之刻苦努力，又有名师指点，20 岁起便自立门户，悬壶疗疾，遍历无锡、苏州、上海等地，所愈者甚众，声名渐起。日复一日，朱仁康在中医外科方面渐成巨擘。当时中医外科多指皮肤科，操刀手术者多以西医见长。朱仁康思想活跃，从不泥古，正是看到了中西医学各有所强，才萌生了学点西医、扩大眼界的念头。他参加了上海汪洋办的函授学校，经过学习，对西医渐有所知。他深深体会到中西医有互相取长补短的必要。可在当时，中西医间尚存芥蒂，甚至水火不容。朱仁康力排众议，于20世纪30年代写成《中西医学汇综》一书，指出"中西医不可偏废，民间自有定评"。40年代初期，朱仁康主编《国医导报》，利用刊物作为沟通中西医的桥梁。他遍访上海名医，组织稿源，凡主张中西医汇通的同道，如陆渊雷、章次公、姜春华等，都在这个刊物上发表过论著。他曾亲自撰写《外科新论》一篇长稿，分期连载，在当时影响颇大。以后又撰写《国医知识新篇》，向当时的中医界传授了许多西医基础知识，并重申其办报宗旨，极力反对中西医间构筑壁垒，相互攻讦。

中华人民共和国成立后，朱仁康积极投身于新中国医药卫生建设行列之中，在上海市青海路公费医疗第五门诊部，同张赞臣、顾伯华等中医外科名家共同合作，开始为新中国的卫生事业做贡献。1956年，正值中医研究院建院初期，卫生部征聘了25位全国各地著名老中医主持院务，朱仁康亦荣居其中，并任中医研究院疮疡科主任。1963年调至中医研究院广安门医院主持疮疡科工作。随着皮肤科病人逐渐增多，他又创立了皮肤科。

朱仁康在临床工作中感觉到某些中医病名比较笼统，有待整理提高，而他山之石，可以攻玉，于是开始借鉴西医之长，先由西医辨病、诊断，再由中医辨证治疗。在多年的实践中，他以常见病、多发病为主，采取普遍治疗、重点研究、各个击破的办法，大量积累病案，摸索规律，逐步修改处方，提高疗效。他先后在皮外科方面总结了多发性疖肿、乳腺炎、脉管炎、湿疹、神经性皮炎、药物性皮炎、扁平疣、带状疱疹、丹毒等病的治疗经验，制订了20多个协定处方在科内推广。他诲人不倦，桃李满天下，曾与学生共同撰写《关于苍术的疗效》《擦药治疗85例神经性皮炎的初步报告》《"克银方"治疗银屑病的临床研究进展——附236例疗效观察》等20余篇学术论文，在社会上引起很大反响。他还著有《实用外科中药治疗学》《朱仁康临床经验集》等皮外科专著，并主编了巨著《中医外科学》，系统论述了中医外科学各疾病的病因、病机、临床表现、诊断及辨证施治，极大地推动了中医外科学的发展。

皮肤科领域中，存在很多待解决的难题，银屑病便是其中之一。传统中医药治疗效果不显，西药治疗常用氨基叶酸（白血宁）、乙亚胺等抗肿瘤药物，近期疗效虽好，但毒副作用大、复发率高。朱仁康用了10年时间潜心研究，与各位同道一起选用抗癌中草药进行观察对比，并利用先进的电子显微镜观察治疗前后的皮肤结构改变，制成了"克银一方""克银二方"，使治疗寻常性银屑病血热风燥证的总有效率达到94%。"克银方"具有疗效高、不良反应少、方法简便、复发率低等优点，这一成果获得了卫生部甲级成果奖。1984年，北京中药五厂根据"克银方"制成的"克银丸"正式投入市场，至今仍在临床应用。

湿疹皮炎是皮肤科的常见病、多发病，但是治疗起来却很困难。朱仁康翻阅了众多医学古籍，结合临床数十年经验，将湿疹分为湿热、血热、风湿热三类，在治疗上，将滋阴除湿法发扬光大。他还亲自撰写了数篇关于湿疹辨证治疗的论文，发表在国内权威杂志上。1983年，由中国中医研究院和吉林大学合作完成了"名老中医智能模拟应用软件——朱仁康中医专家系统ZRK-82（湿疹皮炎部分）"，将朱仁康治疗湿疹皮炎的经验进一步升华。此项研究获得中国中医研究院科技进步三等奖。

朱仁康一生潜心医学，著述颇丰，他治学严谨，且毫不保留，将其毕生经验编纂成册。他主编的《中医外科学》，是中华人民共和国成立以来第一部中医外科专著，且原汁原味保留了传统中医外科依照皮损特点分类命名的特点。这部书广泛发行于海内外，为中医学事业做出了杰出的贡献。朱仁康在治学的同时不忘传道，几十年来坚持在中国中医研究院西学中班授课。他的两位硕士研究生李博鉴、李林承其衣钵，现已是蜚声海内外的中医皮外科专家。很多后学之士，包括外国留学生登门求教，他从不拒绝，悉心指点，从无门第之见。

朱仁康淡泊名利，平易近人。他常说："我就是一个普通的老百姓，我的知识是师父教的，经验是老百姓给的，我没有理由不还给大家。"来找他看病的，都一视同仁。有许多外地患者慕名而来，他往往牺牲自己的休息时间，义务诊病，不收分文。他开处方，常常药简效卓，深受老百姓的欢迎。

朱仁康一生致力于中医皮外科事业，他言为代之轨物，行为人之师表，其卓越贡献为人称道，曾多次受到国家表彰。1958年获卫生部颁发的"医药卫生技术革命先锋"奖章；1985年获中华全国中医学会表彰状；1986年获中华医学会皮肤科学会表彰状；1988年获中国中西医结合研究会表彰状；

1990年受国务院表彰，享受国家首批政府特殊津贴并获证书；1993年被中国科学院生物学部推荐为"陈嘉庚医学科学奖"候选人；2000年受中国中医研究院表彰，获"中国中医研究院资深研究员"荣誉称号。

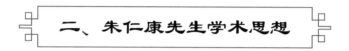

二、朱仁康先生学术思想

（一）尊法《疡科心得》，推崇温病学说

朱仁康师从章治康先生，师承相传，推崇高氏《疡科心得集》一书。他认为"明清两代中医外科虽有明显发展，外科书籍亦不少，但大多陈陈相因，多属雷同，惟此书一反既往以疮疡部位编次的惯例，首创两病或三病骈列立论，辨其异同，条分缕析，既便于辨病，更有助于辨治，发前人所未发，确实在中医外科史上有很大的贡献"。朱老体会高氏组方用药，认为高氏所创"审部求因"之法源于温病三焦学术的影响，如其自拟方银花解毒汤、清营解毒汤、羚羊角散等皆偏于清热解毒。

朱老在诊治皮肤疾病时，亦借鉴推崇以叶天士为代表的温病学说。叶天士创立卫气营血辨证，确立了温病各病变阶段相应的治疗大法，如在卫汗之、到气清气、透热转气、凉血散血的一系列治则；叶氏主张皮肤病从斑疹颜色、形态、部位、隐现等情况辨证施治；认为皮肤罹患斑疹不一定纯属热病，亦可有阴证，如《温热论·辨斑疹》中写道"如淡红色、四肢清、口不甚渴、脉不洪数，此非虚斑，即属阴斑，或胸前微见数点，面赤足冷，或下利清谷，此阴盛格阳于上"。同时斑疹病因各异，斑色紫而小者属心包有热，斑大而色紫，归于胃中郁热上蒸，斑黑而光亮者难治等。这些温病学说的观点，深深植入朱老的学术思想中。

（二）倡导整体观念，强调审证求因

中医学认为人是有机的整体，皮肤虽位于身体表面，但是与机体的内在联系息息相关。朱老秉承了古人"治外必本诸内"的学术思想，认为皮肤病的发生是整体病变在体表局部的反映，因此，治疗时必须从整体出发，全面

认识皮肤病的病因病机，既要重视体内脏腑气血的失调，又要重视皮肤表面的病理改变。朱老尤其注重气血变化及风湿热邪对皮肤病的影响。

"气主煦之，血主濡之"，皮肤的健康有赖于气血的温煦濡养。气血不调，运行不畅，则"腠理开，毛发残"，疾病由生。朱老认为，皮肤病的发生与营血关系非常密切，临床上多见血热、血虚、血瘀、血燥四证。例如，血热偏盛，壅遏肌肤，则成白疕（银屑病）；营血虚弱，爪失濡润，而生甲病；邪阻经络，气滞血瘀，着于皮肤，则为皮痹（硬皮病）；血燥生风，肌肤失养，而为风热疮（玫瑰糠疹）。

在六淫致病学说中，朱老主张将六淫分为内六淫、外六淫，而尤其重视内因致病。他常说："内因外因互相关联，不能截然分开，而以内因为主。"根据皮肤病的致病特点，朱仁康认为风、湿、热三者致病居多。内风、内湿、内热系由脏腑气血功能失调所生，为发病的基础，为疾病之本；外风、外湿、外热属外感六淫邪气，为致病的条件，为疾病之标。内在风湿热的存在往往易招致外在风湿热的侵袭；相反，外在风湿热的侵袭又会引动内在风湿热伏发，从而相互搏结，壅聚于体表肌肤而发病。内风的产生多责之于肝，内湿的产生多责之于脾，内热的产生多责之于心，因此，朱仁康亦强调脏腑辨证，尤重心、肝、脾三脏。

（三）强调司外揣内，注重皮损辨证

朱老继承前人"治外必本之内，知其内以求其外"及"治外而不知内，非其治也"的思想，强调以整体观辨治疮疡皮肤外科诸症，强调内在脏腑气血失调对疮疡皮肤外科病症的影响。人体是有机整体，浅表疾病与内在营卫气血、脏腑经络紧密联系，若内里阴阳失调，体表局部可表现为皮肤病变。《疡科心得集》云"夫病之来也，变动不一，总不越乎内证外证两端。而其致病之由，又不越乎内因外因二者"，又云"治病必求其本……倘不得其本，则失之毫厘，谬以千里，可不慎诸"。临诊时，朱老重视内在营卫气血、五脏六腑、经络功能失常对肌表的影响，审证求因，循因施治，主张皮肤病治疗应以内治为主。通过望闻问切，四诊八纲，辨证论治。

皮肤病乃发生于肌肤表面，有形可征，亦有其独到特点，辨证时应强调证疹互参，除重视全身症状之外，亦不能忽视局部皮疹体征。疮疡皮肤外科的局部辨证包括辨形、色、位置等。局部皮肤红肿及大片红斑均属热；红斑压之退色对应气分有热，压之不退色为血分有热，斑红且有血疱为血热；丘疹色红且痒为风热，丘疹色红且干为燥热；脓疱见红晕为毒热；结节红斑为气滞血瘀，湿热蕴结。

《外科启玄》讲到，"外有部位，中有经络，内应脏腑……如有疮疡，可以即知经络所属脏腑也。"《朱仁康临床经验集》中亦提出，"皮肤病虽发于体外，肌肤乃机体的一部分，故与整个机体营卫气血、经络脏腑，息息相关。肌肤腠理受邪，必渐趋于内，脏腑有病，亦可形诸于外"。他非常重视皮损部位、皮损颜色与经络脏腑的关系。如皮损生于面部属胃经，生于胸胁属肝胆，皮损色白属寒属肺，皮损色红属热属心。而同一病种，皮损部位不同，则病机不同，如痤疮发病部位不同，所属脏腑各异，发于额头多属肺热，两颊归于肝胆郁热，唇周鼻旁责之脾胃湿热，下颌则多属于相火妄动。通过对皮损所在部位、形、色综合分析，即可对皮肤病所属脏腑、寒热燥湿属性形成初步判断。再结合全身症状，虽皮肤病种类繁多，也易得出正确诊断。朱老坚持整体观，四诊合参，同病异治，异病同治，使许多皮肤病投药则应。

（四）实践衷中参西，注重融会新知

朱老治学衷中参西，早年广泛涉猎西医书籍，是我国中西医结合最早的倡导者之一。受唐容川中西医学汇通思想启发，朱老写成《中西医学汇综》一书，书中提出："中西医不可偏废，民间自有定评……宜兼收并蓄，袭彼之长，辅我所短，他山之石，可以攻玉，融会贯通，足资借镜。"

在皮肤科中，西医学与中医学的病名并不统一。有人甚至认为中医学只有外科，没有皮肤科。朱仁康坚决反对这种观点。他认为古人将外科病和皮肤病统称为"疮疡"，并且积累了大量的宝贵经验，有治疗原则，有专方专药，还有饮食调养，但是由于历史条件及学术理论体系的不同，这些丰富经验多散在于外科著作中。朱仁康主张将"疮疡"进行分类，把皮肤病独立出来。他提出"凡在人体体表有形可见的均可归属于外科范畴"。中医外科，古称疮疡科，所谓"疮者皮外也，疡者皮内也，痈者肉之间，疽者骨之里"。疮为皮肤病的总称，包括癣、疥、疮、风、丹之类。疡，指肿疡、溃疡及一切外科疾病，包括痈、疽、疔、疖等。

20世纪50年代，朱老采用中西病名对照、中西学说互参的方式，写成《实用外科中药治疗学》一书，其中论疖写道："外证中最轻而很容易治好的是疖，疖为皮肤毛囊及皮脂腺周围的一种局限性炎症。为病原葡萄球菌侵入毛囊或皮脂腺周围而起。"并与高徒李博鉴主任医师翻阅了大量中医古籍，圈点记录每一种皮外科疾病的中医病名，并根据所记载的临床表现与西医病名一一参照，列出辨证治疗原则及方药。此项工作虽浩繁无尽，但理奥趣深，仔细玩味，使人甘之如饴，足以为后学者之津梁。正是创始者难为用，后起者易为功，这不仅继承发扬了中医学理论，更便于西医学习中医真谛。

（五）辨病辨证互参，结合药理论治

朱老非常重视皮肤病的疾病诊断，强调中医诊断要与西医诊断互参，中医病因与西医病因结合，中医辨证治疗与辨病治疗结合。他认为，只有辨病辨证结合起来，治疗上纲目分明，才能提高疗效。朱老常引用明代李中梓之言："病不辨则无以治，治不辨则无以痊。"如辨癣病，要辨其是"状如牛领之皮"的神经性皮炎，还是"状如苍松之皮"的白疕（银屑病）。

在辨病的同时，朱老更不忘中医经典的辨证论治。很多疾病分属不同的西医诊断，但是有着相同的基本损害和症状，朱老强调要审证求因，把"异病同治"落实到临床实践中。《疡科心得集》记载"夫外疡之发也，不外乎阴阳、寒热、表里、虚实、气血、标本，与内证异流而同源者也"。朱老临证，善于收集、整理杂乱的四诊资料，精准辨证，抓住主要病机，直切要害，异病同治，同病异治。对于慢性荨麻疹、皮肤瘙痒症、扁平苔藓、泛发性神经性皮炎、结节性痒疹等难治顽固皮肤病，虽症状体征、局部皮损差异明显，但朱仁康抓住患者皮损剧烈瘙痒，病情顽固，久治不愈，诸药不应的特点，辨证为风邪久羁，郁久化热，风湿热蕴伏于肌腠之间，采用搜风清热法，自拟乌蛇驱风汤，用虫类药搜剔隐伏之邪，重用风药助乌梢蛇、蝉蜕使隐伏久郁之邪从肌表散透，并佐以黄连、金银花、黄芩、连翘清解郁热，获得了很好的临床效果。

朱老在坚持中医辨证论治的基础上，中西医结合，吸收现代西方医学理论，增强了临床组方用药的针对性、有效性。西医学认为疣属病毒感染性疾病，朱老将具有抗病毒作用的马齿苋、大青叶、紫草等清热解毒中药加入自拟经验方去疣二号、去疣三号方中，经过临床验证，取得了较好的疗效。又如朱老临床发现西医抗肿瘤药物对治疗银屑病有效，但毒副作用较大，朱仁康选择既有清热解毒作用、又有抗肿瘤作用的中草药，根据中医理论辨证处方，自拟"克银"系列方，经过临床试验，发现其具有临床疗效好、不良反应小的特点，为中医治疗银屑病提出了新的方法，也为中西医结合提出了新的思路。

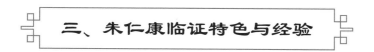

三、朱仁康临证特色与经验

（一）采用卫气营血辨证，创制临床验方

毛窍皮肤受营卫温煦滋润，疮疡皮肤病的发生与卫气营血关系密切。

1. 运用调和营卫法，创立系列风疹方

荨麻疹是一种常见皮肤病，其疹或红或白，高出皮肤，成块连片，搔之隐隐，休作不定，隐后无迹。朱仁康认为此病由于禀赋不耐，六淫侵袭，饮食情志不调或体质虚弱，卫外失固，营阴不守，而致营卫不和。若风热外袭，客于肌腠，伤及营血，可出现皮肤灼热刺痒，搔后立即掀起条痕。治疗上除常规疏风止痒外，朱老常常应用清热凉血之法，所谓外风引动内风，必须着重凉血清热，以息内风。朱老拟以风疹一号方消风清热，方中荆芥、防风、浮萍、蝉蜕疏风清热，解表达卫；黄芩、大青叶苦寒清热；当归、赤芍和营活血。

若为风寒之证，由于寒气凝滞，经络肌腠受阻，营卫不和，发为风疹块，朱老则善用活血祛风，所谓"治风先治血，血行风自灭"。朱仁康自拟风疹三号方调营固卫，以御风寒。风疹三号方是由玉屏风散合桂枝汤而成，方中玉屏风散固表御风，桂枝汤调和营卫，发散风寒，佐以赤芍活血祛风。例如一青年男性患者，全身风团反复发作，颜面、四肢裸露处起风团，朱老辨证为营卫不和，风寒外袭，用黄芪、白术固卫御风，防风、蝉蜕祛风解表，当归、赤芍、丹参活血调营，麻黄、桂枝调和营卫，服用月余后症状明显好转。卫气充足，腠理致密，外邪无所入，营阴自守，疹自消退。

2. 运用清气凉营法，创立皮炎汤

药物性皮炎、日光性皮炎、接触性皮炎等疾病均可出现大片焮红艳赤，触之灼热，甚则燎浆起疱，血水淋漓等皮损症状。对于此类病证，朱老认为应辨证为血热壅盛，外发体肤。治疗上，他根据叶天士《外感温热篇》中的论述，"在卫汗之可也，到气才可清气，入营犹可透热转气……入血就恐耗血动血，直须凉血散血"，将卫气营血学说及代表方剂，选其精要，有机组合，自拟皮炎汤。皮炎汤是朱老将皮肤科临床实践与温病学说结合自拟的重要方剂之一。本方由白虎汤、犀角地黄汤化裁而来，取二方之长融为一体，仅仅9味药就囊括了卫气营血四个层面。方中生地黄、牡丹皮、赤芍清营凉血；知母、生石膏清热解肌；竹叶轻清风热；金银花、连翘、生甘草重在解毒。因犀角贵重而摒弃不用，以大剂量凉血之品清营凉血，以清胃解肌之品"透热转气"，并酌加轻清风热、清热解毒药物，共达清热凉血、解毒透疹之效。用来治疗具有肌肤灼热发斑、舌质红绛等临床表现的药物性皮炎、接触性皮炎、红皮病患者，卓有实效，常常应手而愈。

例如，朱老曾治一老年男性，因口服呋喃唑酮（痢特灵），全身出现大片红色风团及红色粟粒样丘疹，瘙痒甚剧，伴有高热寒战，烦躁不安。朱老审其症脉，辨证为内中药毒，毒热生风。予以皮炎汤治疗，两剂后皮疹渐消，热退身轻。原方击鼓再进，五剂后皮疹全部消退而愈。因"皮炎汤"效卓而药简，目前仍广泛应用于临床。朱老在应用本方时，亦指出注意事项。他认为，对于此类病证的治疗，切忌妄投羌活、白芷、防风等辛温散风之品，如误用势必风火相煽，加重病情。

3. 运用凉血解毒法，创立系列克银方

朱老认为银屑病可归入中医风门或癣门，统称白疕风。由于皮损匡廓清晰，脱屑层层，故又有"松皮癣""白壳疮"之称。由于平素血热，外受风邪，而致血热生风，风盛则燥，故皮损潮红、脱屑；病久则耗伤阴血，而致阴虚血燥，肌肤失养，故皮损干燥，叠起白屑。朱老认为"血分有热"是银屑病发病的主要原因，而银屑病的"血分有热"与温病的"热入营血"不同，"血分有热"实际是由气分有热，郁久化毒，毒热波及营血而言。朱老在临证中，根据叶氏治疗原则及皮损特点和其舌象脉症，将银屑病分为血热风燥证和血虚风燥证两个证型：血热风燥证采用清热凉血解毒法，着重清泻气分毒热，气分毒热得以清泻，波及营血之毒热随之消减，选"克银一方"。其中土茯苓甘淡而平，有解毒消肿作用；忍冬藤、北豆根、板蓝根、草河车、白鲜皮均为苦寒之品，为清热解毒之要药；威灵仙性味辛温，辛能走表，温能通络，可以引经达表以清解塞于肌肤之毒热，此外，在苦寒药中配威灵仙一味，以其辛温兼制苦寒伐伤之弊；生甘草既能清热解毒，又能调和诸药。八味药配伍，主要具有清热解毒功效。

血虚风燥证为毒热未尽，阴血已伤，此时徒清热解毒则有苦寒化燥之弊，反而更伤阴耗血；如仅滋阴养血润燥，恐敛邪使毒热难解，故滋阴养血润燥与清热解毒并用，攻补兼施以治之，选"克银二方"。方中生地甘苦寒能清热凉血，养阴生津，丹参苦微寒能活血养血，玄参甘苦咸寒能清热养阴解毒，麻仁润肠通便、滋养补虚，这四味药相合主要取其滋阴养血润燥作用；大青叶、北豆根、白鲜皮、草河车、连翘苦寒，清热解毒。以上两组药物，祛邪而不伤正，扶正而不恋邪。

朱老遣方用药时根据皮损变化和兼症进行适当加减，详见各论，此处不再赘述。

（二）另辟蹊径治湿疹，创立滋阴除湿法

湿疹是临床常见病，但是治疗起来非常困难，患者往往缠绵不愈，且极易复发。朱老认为湿疹的发病有内因与外因两方面，尤重内因致病，并指出湿疹的病因不外乎风、湿、热三邪，但有内、外之分。内风、内湿、内热，系由脏腑气血功能失调所生，为发病的基础，为本；外风、外湿、外热，属外感六淫邪气，为致病的条件，为标。内风湿热的存在易招致外风湿热的侵袭，相反外风湿热的侵袭又引动内风湿热，相互搏结，积聚于体表肌肤而发病。他还指出本病多由禀赋不足而生，风、湿、热三邪之中首重湿邪，而内湿尤为关键。以湿为主的病损，常以大量渗出为主要表现，又可分为湿热内蕴及脾虚湿蕴两型，内湿的产生多责之脾，脾主湿而恶湿，脾虚则水湿不化。外湿可引动内湿，内湿能招致外湿。

朱老在临床实践中观察到，很多患者病情反复发作后，出现口干渴却不思饮的情况，舌质红绛而少津，脉细滑或弦细，皮损表现为丘疹散在，渗水不多而持日较久，皮肤干燥或有脱屑，瘙痒不止等症状。此种情况，单用滋

阴养血则腻滞恋湿，如仍投渗利苦燥则更伤阴血，或滋或渗，治有两难。朱老针对上述复杂病情的辨证特点，确立了滋阴除湿法，并自拟滋阴除湿汤，方中生地黄、玄参滋阴清热；当归、丹参养血和营；茯苓、泽泻除湿而不伤阴；白鲜皮、蛇床子除湿止痒。标本兼顾，滋渗并施，用于湿疹反复不愈，日久伤阴耗血，舌淡苔净或光之证。大量临床观察显示，滋阴除湿汤对于亚急性、慢性、泛发性湿疹及阴囊湿疹均有较好的疗效。滋阴除湿一法，看起来似有矛盾，以为滋阴可以助湿，利湿反又伤阴。朱老采用标本兼顾、滋渗并施的方法加以治疗，滋阴与除湿并行不悖，从而使该法别具特色。该方以滋阴养血和营之药补阴血之不足，防渗利之品过于伤阴；又以健脾利湿、祛湿止痒之品祛湿邪之有余，制滋补诸品之腻滞。诸药合用，使湿去而无伤阴之弊，阴复又鲜助湿之嫌。

朱老同时强调，治疗过程中不可拘泥于一方一药。因为患者体质不同，病情各异，临证之时，尤应辨证施治，阴伤较重时着重滋阴，湿象明显时着重除湿。只要辨证准确，增减适宜，终能见功。朱老以此方为基础，随证加减，使众多慢性湿疹患者解除痛苦。

（三）治疗瘙痒皮肤病，善于从风论治

朱老认为风在疮疡皮肤病中占主要地位，在其主编的《中医外科学》书中所列风类疾病就包括风瘙痒、四弯风、白驳风、白屑风等十余种疾病，而在其他类别中，也不乏以"风"命名的疾病，如油风、赤油风、肾囊风等。除了病名中多见"风"外，整本书中病因病机涉及"风"的疾病多达70余种。足见"风"在皮肤病的发生发展中的重要性，也能看出朱老十分重视从风论治皮肤疾病。

朱老认为，风可分外风、内风两类。一方面，外风指六淫之风，为自然界常气变化而成的致病因素，外感风邪实和自身体质变化有关系，卫气失固或皮毛腠理开合失司者，则外风易袭。另一方面，外风也包括其他外来致病因素，如接触物、花粉等，故常出现过敏类皮肤疾病，有皮损局限、不对称或发病急骤等特点。而内风的生成多与营血变化有关，临床常见的有以下几种情况：血虚生风，血虚肤失所养；血热生风；血瘀生风，瘀血阻滞，血不养肤，则风从内生；血热或血虚日久血燥，前者属血热风燥，后者属血虚风

燥；另外，肝主风，主藏血，营血不足，血不养肝，则风从内生。说明内风的生成和肝脏的生理功能也有着密切关系。

朱老治风，讲求辨证施治，可从以下几个方面考虑选方用药。一是见风治风，别新久以用药。对于发病突然、病程短暂的患者，朱老灵活使用荆芥、防风、蝉蜕、蒺藜、薄荷、桑叶等药以疏风解表；对于风邪久羁、缠绵不愈者，多用虫类药如乌梢蛇、僵蚕、全蝎等搜剔风邪，祛风通络；若肝阳上亢、肝风内动者，则采取滋阴潜阳、镇惊息风之药如磁石、龙骨、牡蛎等。二是见风不治风，恐风势蔓延。对于临床常见的各种接触性皮炎，以及植物日光性皮炎等皮肤病，其发病或因外感"风毒"，接触油漆、燃料等，或因多食发风动气之物，或因外受风热日晒，导致外邪蕴于肌腠，化火化毒，风火相煽，疾病发生。风为阳邪，往往从火从毒而化，此类疾病多火势凌厉，朱老认为此时应忌用辛温散风之药，以免风助火势，当另辟蹊径，以清热解毒凉血为法，使风随火消，风随毒解。三是治风合用他法。外风致病，多挟寒、暑、湿、燥、火、痰、毒等邪，治风的同时，辅以治疗兼夹邪气，可以加强治风的效果。内风的产生和营血变化有关，而内风本身又会引起气血的变化，故临床治风可结合治血、治气等法，多得良效。

皮肤科有很多疾病瘙痒剧烈且顽固难治，只用一般风药难以奏效。章氏擅用虫类药物搜剔，朱老秉承师法，并在此基础上发扬搜风清热一法，创立乌蛇驱风汤。朱老认为，搜风清热法是针对风邪久羁、郁蕴化热而设。凡对风湿热之邪，蕴伏于肌腠之间，日久未经发泄，皮肤瘙痒剧烈，历久不愈，诸药不应的顽固性皮肤病，如慢性荨麻疹、泛发性神经性皮炎、皮肤瘙痒症、扁平苔藓和结节性痒疹等，均可用此法治疗。乌蛇驱风汤以甘平无毒、善行走窜的乌梢蛇为君，《开宝本草》谓其治"诸风顽疾，皮肤不仁，风瘙瘾疹，疥癣"。辅以蝉蜕甘寒灵动透发，搜剔隐伏之邪；并重用荆芥、防风、白芷等风药疏风透邪，使久郁之邪复从肌表外达，更佐以黄芩、黄连、金银花、连翘以清解郁热。全方立意鲜明，用药精到，临床应用，每获良效。朱老曾治疗一年轻女性，患者全身出现绿豆及黄豆大小结节一年，质地坚硬，瘙痒无度，夜不能寐，虽四处求医，不能缓解。朱老据其皮损及舌脉辨证，诊为马疥（结节性痒疹），中医辨证为风湿结聚，凝聚皮里肉外，予乌蛇驱风汤治疗。五剂后瘙痒明显减轻，原方加当归、赤芍继服十剂，瘙痒尽除，结节平复。停药半年后又见瘙痒，仍服原方七剂而愈。

（四）治疗痈疽疮疡病，善于从毒论治

在外科疮疡的形成和发展中，火毒处于重要地位，如《外科秘录》云"疮疡之证，皆火毒症也"，《医宗金鉴·外科心法要诀》亦言"痈疽原是火毒生"。朱老认为"毒"为疮疡外科临床表现的病理特点之一，热毒壅结是外科疮疡的主要病机。热毒亦有内外之分。外邪所感，气血壅聚而成毒。外感之热，常与风、湿、暑等结合而化为风热、湿热、暑热，此三类皆易化毒，如湿热化为火毒则为下肢丹毒；颜面丹毒则由风热化毒而成；暑热化为火毒则成汗腺炎、疖肿；火热之气亦可以直接伤及皮肤，如烧伤。七情内伤，则气血郁热蕴结成毒，如心火亢盛，引发血热，易发疮疡；脾经积热则易成单纯疱疹；带状疱疹则多为心肝之火；鼻皶、粉刺则由肺火上扰而成。

朱老认为痈虽属阳证，但也可由阳转阴，由阴回阳，将痈疽分为顺逆两证。若邪实正盛为阳证、顺证，邪盛而正虚则为阴证、逆证。邪实者，祛邪为主，法用祛风透表或清热利湿，同时注重托毒之药。托毒外出，使疮毒顶透高突，易于溃脓，防止其向外扩散或内虚邪陷。托毒亦须结合患者自身症状分为三类辨证施治，如清热托毒、补正托毒、温补托毒。清热托毒，常用四妙汤；补正托毒，常用方剂为托里消毒饮；温补托毒，常用托里温中汤。扶正时，阴虚火炽则滋阴清热，气血两虚则益气和营，阳虚欲脱则回阳救逆。

朱老从毒论治疮疡外科，将毒分为内毒和外毒，外毒多实证，法用清热解毒，内毒多虚证，法用滋阴解毒。而痈疽为病，源于火毒，朱老治疗痈疽时，注意清热解毒药物与托毒药物配伍使用。清热解毒药物大多苦寒，朱老主张中病即止，以防苦寒败胃。六淫皆可化火、化毒，化毒之后，病邪仍会保留其致病特征，故清热解毒药物常配伍祛湿、祛风药物。邪气蕴结不解谓之毒，故朱老在使用祛瘀法时，也可配合清热解毒药物的使用。六淫皆可郁而化火化毒，则在祛风、通里、和营、祛瘀、化痰之中均可配伍使用清热解毒之品。

笔者团队曾选取 2005 年出版的《朱仁康临床经验集》中诊治的疮疡皮肤外科病案进行数据挖掘，共计 141 人次，500 诊次。在 500 条证候规范中，共有 363 条证候涉及火、热、燥、毒。与毒相关的条目占总数的 72.6%。在

500 条证素中，共有 372 条证素出现"火热""血热"或"燥"此三种证素，此三种证素出现的频率达到 74.40%。以上数据进一步佐证了对于朱老学术观点的总结：热毒壅结是外科疮疡的主要病机。

对治法上进行数据挖掘，通过分析"火热 - 治法分解"之间的关系，结果显示火热与祛风、通络、清热、滋阴、化痰等治法分解关系密切。此皆与朱老临床辨证用药思路吻合。

对于常用药物的挖掘，在 500 例医案中，共出现 216 味药物，总计 846 味次，其中清热药种类最多，出现频率最高。通过频数统计，得出朱老常用清热药如下：

清热解毒药：金银花、连翘、大青叶、忍冬藤、重楼、蒲公英；清热凉血药：赤芍、生地黄、牡丹皮、玄参、紫草；清热燥湿药（方剂）：黄芩、白鲜皮、马尾连、苦参、六一散；清热泻火药：石膏、栀子、知母；清虚热药：地骨皮。

（五）顾护脾胃皆可见，斡旋中焦调诸疾

《素问·至真要大论》云"诸湿肿满，皆属于脾"，朱老临床重视整体观，强调脏腑功能在皮肤病中的作用，尤重脾胃，擅长从脾胃论治皮肤病。他常引用《灵枢·经脉》所云："胃足阳明之脉……是主血所生病者……口㖞唇胗。"其中的"胗"即指皮肤病。朱老认为脾胃的每一生理功能失调所发生的病理变化，均与皮肤病息息相关。症见大疱，浸渍糜烂，剧烈瘙痒者，或丘疱疹、水疱、搔破渗液，局限或泛发者，病初可以清热利湿治之，久病则脾胃运化失司，水湿不化而外溢于肌肤浸淫成疮，症见皮损不红、颜色黯淡，水疱隐现于皮肤之下，搔抓后见渗水或皮损干燥脱屑，兼见腹胀纳差、饮食不香、便溏等脾伤之候，舌淡水滑，苔白腻，脉滑或脉缓。此时，朱老多采用健脾利湿法，顾护脾胃为先，脾健则湿去。盖身体无恙，全赖后天之本运化精微以输布周身，若贪口腹之欲，脾胃渐伤，则健运失司，水湿内生，浸淫肌肤，走窜四肢，湿病生焉。

故对由脾虚湿蕴引起的皮肤病，应着重补其脾虚，恢复其运化之能，水谷运化正常，湿亦无从产生。若过服苦寒清利之品，苦寒败胃伤脾，常致病情缠绵反复难愈。朱老多用苍术、陈皮健脾运化；纳呆、饮食不香则加藿香、佩兰；湿盛则选茯苓、泽泻淡渗利湿，少用三黄之类苦寒之品，唯恐冰伏

中焦。朱老所用健脾利湿之法，用药虽平淡，配伍却相得益彰，疗效明显。朱老曾治疗一泛发性湿疹，三年不愈，症见胃痛腹胀，纳呆便溏，完谷不化，且皮损每至冬季加重，朱老治以温阳健脾、芳香化湿之剂。服药40剂，缠绵之疾愈，泛发性皮损消失，且脾胃症状全无，四年后随访，仍未复发。

对于皮肤角化一类皮肤病，如毛发红糠疹、掌跖角化病、鱼鳞病等，朱老认为源于脾不能行津液输布全身，内湿而外燥，治疗后期加味苍术膏以巩固疗效，健脾助运，内湿去，输布津液，外燥除，病自愈。慢性丹毒治愈后服用苍术膏或二妙丸以预防疾病复发，健脾燥湿，增强抗病能力，逐渐延长发作时间，直至不发。

（六）用药精当握病机，执简驭繁显真功

朱老秉承江南学术流派特点，药味精简，用量轻清。在他的大部分临床处方中，仅6~8味中药，且大部分药物的剂量都控制在6~12g。如其自拟方皮炎汤由9味药组成，固卫御风汤仅7味药，而有些经验外洗方仅2~3味中药。其用药选择一如朱老淡泊名利的为人，虽选药平淡无奇，却疗效显著，"平淡之中见神奇，功夫深处却平夷"。朱老指出中医治病不在药多量重，贵在把握病机，抓住其主要矛盾或矛盾的主要方面，选择同类药物中作用温和之品，捣其中坚，其他次要矛盾也就因此迎刃而解。

1979年朱老诊治一七岁湿疹男性患者。患儿出生后即患婴儿湿疹，虽一度治愈，但反复发作，屡医少效。临诊时，患者夜间瘙痒明显影响睡眠，体表抓痕累累，体无完肤，面色萎黄，四肢羸弱，食差纳呆，便溏，脉细无力，舌质淡、苔薄根腻，朱老辨证为脾虚不运，湿邪外溢。投以小儿化湿汤：苍术、白术、陈皮、泽泻、茯苓、炒麦芽、六一散（包）各6g。患儿母亲疑病重药轻恐难取效，朱老指出中医治病不在药多量重，贵在把握病机。患儿服用20剂之后疹消痒除。

（七）饮食调摄方可寻，注重忌口不容忽

朱老认为，皮肤病发病原因虽多，由饮食不节、寒温不适者最为常见。《难经·十四难》云："损其脾者，调其饮食，适其寒温。"因此，调理饮食对预防及治疗皮肤病尤为重要。许多皮肤病都是由于禀赋不足、食饮所发。

朱老常引《外科正宗》卷之一所言："凡病虽在于用药调理，而又要关于杂禁之法……鸡、鹅、羊肉、蚌、蛤、河豚、虾、蟹、海腥之属，并能动风发痒……不减口味，后必疮痒无度。大疮须忌半年，小疮当禁百日。"调摄饮食，重视忌口，亦体现了中医"未病先防"的思想，对于治疗和预防皮肤病，尤其对某些食物过敏而发病者，更是至关重要。以银屑病为例，朱老曾带领弟子对部分银屑病患者的发病因素进行临床调查，发现某些饮食的确会加重病情。结果显示，对于银屑病病情有影响的食物有：动物食品如鱼虾、羊肉、鸡肉、牛肉及牛奶、猪头肉、鸭肉、兔肉等，辛辣刺激性食物如酒、蒜、葱、辣椒等，其他如香菜、香椿、芹菜、韭菜、藕、北瓜、蘑菇、荞面等。朱老时常强调，患者应忌食鱼虾海味、辛辣食物和羊肉。鱼虾海味化痰生湿；酒、蒜、葱、辣椒等性温助热；羊肉性热，助阳动风。若素体脾胃不和，气机升降失常，加之过食腥发，极易化生火热，导致血热偏盛、外壅肌肤而发病。

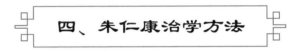

四、朱仁康治学方法

朱老临床经验丰富，医德崇高，20岁起便在苏州、上海等地开业行医，悬壶疗疾，治愈者甚众。选调进京后，朱老始终奋战在临床第一线，88岁高龄时仍然出诊不辍。凡诊必详细检查诊断，反复推敲，深思熟虑后才遣方下药，他对病人认真负责，尤其关注危重病人的预后，因而常致夜不安枕。朱老从每个成功或失败的病例中积累经验，更是开中医皮肤科研究之先河，率先开展临床试验，最早采用电镜研究中医药治疗皮肤病，将临床与当时先进的科学技术相结合，进一步将研究成果反馈于临床。临床之余，更是笔耕不息，留下多部著作。

（一）治学严谨，善于临床观察

朱老治学严谨，在临床中善辨勤思，例如朱老曾偶然碰到一个肛门结核的患者，处以万灵丹，一个月后完全退去。后来又碰到三个病例，一个是股阴疽（腹股沟淋巴结核症），两个是流痰（臀肌结核症），都单独用万灵丹治好。考虑到该药中最主要的成分为苍术，但未经验证。查苍术治疗外科结核病，发现除了朱颜编的《中药的药理与应用》一书有提出外，只有近代张山雷对苍术的认识最详尽："湿热郁蒸发为疮疡流注，或寒湿互结发为阴疽酸痛，但有舌浊不渴见证，茅术一味，最为必需之品。"随后朱老用苍术膏治疗下肢屡发性丹毒、夜盲症、泄泻及痢疾，皆可验效，进一步发挥"苍术"多方面的治疗效用。朱老从临床角度出发，对苍术有了新的认识。他认为，过去一般只知重用白术而忽视了苍术，故引发思考，打破对苍术认识上的局限，充分发挥其疗效。还主张把苍术研成粉剂，或制成丸剂，或浓缩成膏剂，能保存苍术的全部有效成分，比煎服好得多。

（二）研究缜密，常与科研结合

朱老在 20 世纪 70 年代就将银屑病的治疗作为科研目标之一。他与其门生及同事花了十余年的时间，对银屑病的病因病机、辨证分型、选方用药都进行过深入研究。

在银屑病的治疗上，朱老看到西医治疗银屑病常用抗癌类药物，毒副作用大，复发率高。他率领科室同仁，遴选了上百种抗癌中草药，鉴于西医抗肿瘤药物对银屑病有效，朱老选择一些既有清热解毒作用，同时又有抗肿瘤作用的中草药，再根据中医理论辨证组方，配成各种剂型的成方，进行临床观察，耗时 10 年时间潜心研究，最终拟订了"克银一方""克银二方"。

1980 年，朱老对 108 例银屑病患者进行临床观察，血热风燥组、血虚风燥组各 54 例，分别用"克银一方""克银二方"，以治疗前后的皮损改变为判断疗效的标准观察近期疗效。经 3~24 周的治疗，显效以上占 79.6%，总有效率为 94.4%。并对 20 例痊愈患者进行了治疗前后的组织病理及组织化学的对比观察，治疗后两组病理变化大致均恢复正常。随后对 44 例治愈患者进行远期疗效观察，在治愈后的 12~32 个月内进行了随访，结果缓解 28 例，占 63.6%；复发 11 例，占 25%；轻度复发 5 例，占 11.4%，取得较好疗效。

为了便于推广应用，1981 年朱老带领团队又进一步精简和改进克银一方及克银二方，制定了克银三方及克银四方，克银三方由 4 味药组成，克银四方由 6 味药组成。该两方系分别从克银一方 8 味药和克银二方 9 味药精简而来，且均将主药用量增加，目的在于取精用宏，便于推广。此次选取 236 例银屑病患者继续进行临床观察，其中血热风燥组 162 例，方用"克银三方"，血虚风燥组 74 例，方用"克银四方"，以治疗前后的皮损改变作为判断疗效的标准，总有效率为 94%。其中血热风燥组为 92%，血虚风燥组为 97.3%。这项成果得到了国内著名中西医皮肤科专家王光超、赵炳南等教授的一致称赞，他们认为，"克银方"具有疗效高、不良反应小、方法简便、复发率低等优点。

为了进一步研究"克银方"的作用机制，他与同事采用先进的电子显微镜，进行银屑病皮损治疗前后的超微结构研究。这项技术在当时的西医界处于领先地位，在中医界更是鲜有问津者。朱老带领科室成员首先应用透射电镜观察到 9 例银屑病患者治疗前后表皮棘细胞核变化明显，随后又用扫描电子显微镜对"克银方"治疗前后患者表皮角质细胞表面超微结构变化进行初步观察，并对一些结构成分即微绒毛和"洞"的定量和半定量结果进行分析。发现治疗前后角质细胞内面上微绒毛数量、形态、"洞"及角质细胞排列形态的变化：中药"克银方"治疗银屑病后，表皮角质细胞表面（或内面）超微结构的变化，它可使角质细胞上微绒毛数量减少，微绒毛的分布和形态从密集变为稀少、从带蒂蘑菇状变为短小棒状，部分角质细胞上"洞"的结构消失，角质细胞的排列由紊乱变为整齐，细胞间隙变狭。

此后"克银方治疗银屑病的研究"获得了卫生部甲级成果奖。为了方便患者服用，他与药厂合作，将"克银方"制成"克银丸"，并正式投入市场。这项合作获得北京市优秀科技协作奖。"克银丸"是国内开发最早的治疗银屑病的中成药之一，目前仍广泛应用于临床。

（三）结合临床，著书立说留世

朱老倡导衷中参西，在此造诣颇深，建树甚多。早年著有《中西医学汇综》《实用外科中药治疗学》《中医痔瘘疗法》等书。

1978 年他开始整理自己近五十年的医疗经验，并完成《朱仁康临床经验集》一书。该书总结了他对疮疡外科分类的见解，以及对中医皮肤病局部辨证和整体辨证相结合的经验；总结了他以中医理论为基础，内服外用相结合的治疗经验。书中并附有大量临床病案，便于后学之士揣摩。1982 年该书荣获中国中医研究院科技进步二等奖。

1985 年朱老为了进一步弘扬中医外科学，亲自出任主编，并邀请全国专家，共同编写《中医外科学》。该书本着以中医理论为纲要，古为今用，理论与实践相结合的原则，系统阐述了中医外科、中医皮肤科的发展概况、疾病分类、病因病机、辨病辨证、治疗护理等内容，从广度和深度上反映了现代中医外科学的学术水平、科研进展，同时反映了全国各家流派的不同学术观点。该书被国内同仁誉为"具有系统性、科学性、先进性、实用性，是一部中医外科医疗、教学、科研的参考书，一部继往开来、代表全国中医外科水平的专著"，1988 年该书荣获中国中医研究院科技进步三等奖。

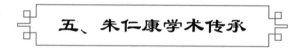

五、朱仁康学术传承

（一）学术思想的继承和发展

朱老是我国早期的研究生导师之一，早期两位硕士研究生李博鉴、李林承其衣钵，继承了朱老的学术思想，现已是蜚声海内外的中医皮外科专家。李林教授跟随导师朱仁康从事"克银方"治疗银屑病的研究。后赴英国定居，以朱老的学术思想为指导，从事中医皮肤病诊疗工作，疗效显著，深受患者的欢迎，产生了一定的社会影响。他出国前对朱氏的学术经验进行了系统整理与继承，发表了《朱仁康学术经验初探》《朱仁康老中医治疗银屑病的经验》等学术论文，并对朱仁康临证医话进行了整理。李博鉴教授五十余年来，一直从事中医皮肤科医疗、教学、科研工作。其参与"克银方治疗银屑病的临床与实验研究""朱仁康人工智能软件开发"等研究，分别获得卫生部、中国中医研究院及北京市奖项，对于推广、传承朱老的学术经验有重要意义。曾出版《皮科易览》《皮科百览》《皮科便览》《皮科证治概要》《皮科精方心典》等个人专著 5 部。他延续朱老对于中西医皮肤病名互参的研究，不仅继承发扬了中医学理论，更便于西医学习中医真谛。

薪火相传，经久不衰，后来学者纷纷追随朱老步伐，在皮肤病的治疗道路上探索前行，进一步继承和发展朱老的学术思想。朱老带领科内人员庄国康、邹铭西、许铣等皮科专家开辟了中西医结合皮肤科的道路，更有后辈刘瓦利、朱毅、华华、宋坪等虚心求学，志在发扬朱老学术思想。其间还有进修医生、外来学习人员、实习学生等，朱老皆无所保留，倾囊相授，而朱老这些学子们也秉承朱老的学术观点，或撰写了多部皮肤科著作，致力于理论传承，或将朱老思想与"玄府理论""脏腑风湿理论"等中医内科名家学术思想相结合，致力于理论创新，为临床和学习提供新思路。

（二）临床遣方的继承和发展

朱仁康所拟名方临床疗效确切，可供后辈学习和借鉴。更有大量学者在对朱老经典方的应用基础上进行临床研究和创新。例如，克银方是朱老治疗银屑病的特色方，权耀恒等进一步在临床中验证了克银方的疗效，通过对克银方治疗 93 例银屑病患者的临床观察，发现总有效率为 86%。更有学者将克银方与其他药物或疗法相结合，为银屑病的治疗提供新的方法途径。解品启等观察克银方合逍遥丸对 40 例寻常性银屑病的临床疗效，结果合用组总有效率为 100%，单用克银方组总有效率为 95%。贾星等观察窄波中波紫外线光疗联合克银方治疗寻常型银屑病 422 例的疗效，结果光疗联合克银方组与单用克银方组总有效率分别为 95%、67%。孔海英观察单纯外用他卡西醇软膏和外用他卡西醇软膏联合克银方加减治疗 80 例寻常型银屑病的疗效，结果单纯西药组的有效率为 72.5%，中西药联合组的有效率为 95%。

再如皮炎汤为朱老治疗药物性皮炎、红皮病等皮肤病的经验方，王西京采用朱老的皮炎汤加减治疗接触性皮炎、药疹、日光性皮炎、玫瑰糠疹等皮肤病共 80 例，取得了良好效果。孙永健用皮炎汤加减治疗玫瑰痤疮 75 例，4 周总治愈率 93.3%。蓝海冰运用皮炎汤加减，治疗颜面再发性皮炎及合并激素依赖性皮炎 66 例，有效率 89.4%。丁旭则在皮炎汤的基础上创新发展，将其应用于胆碱能性荨麻疹、嗜酸性粒细胞增多性皮炎。可见皮炎汤在皮肤病中用处甚广。

朱老毕生致力于中医皮肤科研究，立下了不朽的功勋，为后世留下了大批宝贵的财富。

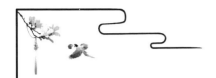

下篇　临证经验拾遗

一、单 纯 疱 疹

单纯疱疹是由单纯疱疹病毒所致的急性病毒性皮肤病。常在发热后或机体抵抗力下降时发生，好发于唇部、鼻孔周围、面颊或外阴等皮肤黏膜交界处，临床以簇集性水疱为特征，有自限性，易复发。中医称本病为热疮、热气疮、剪口疮、火燎疮。

【临证心法】

本病多因风热外袭肌表，客于肺胃二经，热毒熏蒸而生，反复发作者，多由于脾胃运化失健，积热上蒸而发。

清解肺胃、凉血解毒法

例一：患者，单纯疱疹，现症见鼻尖部红斑水疱。以马齿苋 30g*[1]、黄芩 9g*、尾连 6g*、丹皮 9g*、赤芍 9g*、赤茯苓 9g*、车前子 9g*、六一散 9g*，三剂，水煎服。（注：本应用大青叶，因腹泻，又因经期前不用过于苦寒药物，故未用）

二诊：部分水疱有脓点，上方加大青叶 15g。三剂，水煎服。

三诊：疱疹消，患处仍红，咽痛，便干，咳嗽，脓痰，鼻涕带血，低热，苔薄黄。朱老谓证属寒包火，系练功后出汗受风，以桑叶 9g、桔梗 3g、玄参 9g、黄芩 9g、丹皮 9g、赤芍 9g、大贝母 9g、荆芥 6g。

[注释]患者外感热病后鼻尖部出现红斑水疱，首诊投以马齿苋、黄芩、尾连清解肺胃之热；丹皮、赤芍清热凉血；赤茯苓、车前子、六一散清利湿热。二诊出脓点，加大青叶增强清热解毒之功。三诊时疱疹已消，皮损仍红，伴以咽痛、咳痰、低热等，为内热外感之证，故加疏风清热、利咽化痰等药物。

例二：患者，高热后出现单纯疱疹。以马齿苋 30g、蒲公英 15g、大青叶 9g、板蓝根 9g。

---

[1] 对于书中剂量，基本以朱老病案原稿录入，但由于时间久远，部分笔记无标注，为方便初学者及中医爱好者阅读与学习，笔者予以补充，并标有"*"。

【方药真传】

1. 板蓝根

板蓝根饮片以及板蓝根冲剂是朱老临床常用中药，在病毒性皮肤病中应用较多。该药苦、寒，清热解毒，凉血利咽，归肝胃经。临床上清热凉血、抗病毒、抗菌作用明显，用量大，堪称中药之最。研究结果表明，板蓝根具有显著的清除体内引起体温升高的热原作用，并已分离得到这种活性物质。板蓝根的退热作用即是通过杀灭体内的病毒细菌等病原体，清除引起发热的过氧自由基和热原等因素而实现的。在低热的情况下，服用板蓝根等中成药，不但能够有效地退热，同时，还能够促进身体的康复和免疫力的增强，是治疗单纯疱疹的常用药。

2. 黄芩

黄芩味苦性寒，入肺、胆、胃、大肠、小肠经，功能清热燥湿，泻火解毒。主入肺经，长于清肺热。有清热泻火解毒之功，常与黄连、黄柏、栀子配伍，如黄连解毒汤，用治痈肿疮毒；可与黄连、桑白皮、枇杷叶等同用，如枇杷清肺饮，用治肺胃热盛之痤疮粉刺。

3. 黄连

黄连入心、胆、脾、胃、大肠经，功能清热燥湿，泻火解毒。大苦大寒，清热燥湿之力胜于黄芩，尤长于清泄中焦脾胃、大肠湿热。泻火解毒，尤善治痈肿疔疮毒，多与黄芩、黄柏、栀子同用，如黄连解毒汤；本品制为软膏外敷，可治皮肤湿疹、湿疮。

【杂录拾遗】

1. 紫金锭磨水外擦，或金黄散（市售成药）蜂蜜调敷，亦可用青吹口散油膏或黄连膏（市售成药）外涂，日两次。

2. 海金沙的藤芽、藤叶捣烂绞汁加食盐适量（每 100ml 加食盐 1.5g）外涂患处，每小时 1 次。

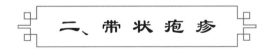

二、带状疱疹

带状疱疹是由水痘 - 带状疱疹病毒感染引起的急性疱疹性皮肤病。以沿单侧周围神经分布的簇集性小水疱为特征，常伴有明显的神经痛。愈后极少复发。中医称本病为缠腰火丹、蜘蛛疮、火带疮、蛇丹、蛇串疮。

【临证心法】

本病主因情志内伤，肝气郁结，化火化毒，母病及子，心肝火盛；或饮食失节，脾失健运，湿热内生，蕴积肌肤；或湿热蕴蒸皮肤，壅阻经络，气血瘀滞，以致疼痛日久不止。

1. 清热泻火、凉血解毒法

例一：患者，老年女性，带状疱疹。方用马齿苋 60g、板蓝根 15g、大青叶 15g、蒲公英 15g、丹皮 9g、赤芍 6g、当归 15g、川楝子 9g。

二诊：皮疹愈，仅疼痛，方用川楝子 9g*、炙乳没各 6g*、大青叶 15g*、板蓝根 15g*、当归 15g、延胡索 9g*。

[注释] 本案首以马齿苋、板蓝根、大青叶、蒲公英清热泻火解毒；丹皮、赤芍凉血活血；当归养血活血；川楝子入肝经理气止痛。二诊疱疹已消，后遗神经痛，加延胡索增强理气止痛之功，乳香、没药活血止痛。

例二：患者，带状疱疹兼风湿性心脏病。方用大青叶 45g、板蓝根 45g、马齿苋 15g、当归 12g、延胡索 9g*。外用玉露膏或四黄膏。

例三：患者，带状疱疹后遗神经痛。方用马齿苋 60g、大青叶 15g、当归 15g。三剂，亦可单服中成药当归片。

2. 清热利湿法

例一：患者，带状疱疹，现症见左侧大腿、腰部集簇疱疹，大便干结，脉弦数，苔薄黄。方用川黄连 6g*、黄芩 9g*、山栀子 9g*、大青叶 15g*、番泻叶 9g*、金银花 9g*、连翘 9g*、赤芍 9g*、天花粉 9g*、青黛 5g。

二诊：大黄（后下）30g*、黄芩 9g*、栀子 9g*、大青叶 15g*、连翘 9g*、丹皮 9g*、赤芍 9g*、忍冬藤 12g*。

三诊：前方去大黄加天花粉 9g，二剂愈。

[注释] 患者左侧腰部、左侧大腿处（相当于腰 1~2 节段）集簇疱疹疼痛三天，大便干结，脉弦数，苔薄黄，证属心肝二经之火内郁。以黄芩、黄连清热燥湿、泻火解毒；栀子、大青叶清心凉血；金银花、连翘清里热、解疮毒、透热达表；青黛清肝经热毒、凉血；赤芍凉血活血；天花粉清热生津，顾护阴液；番泻叶泻热通便。二诊水疱已结痂，痛减，大便仍干，舌苔黄燥，脉弦数，重用大黄以通腑泻热，忍冬藤清解余热。三诊疱已干结，痛消，大便畅通。

例二：患者，带状疱疹合并高血压、肺气肿，现症见右颞疱疹，上下睑水肿不能睁眼，口渴思饮，便干，尿黄，舌红苔黄，脉弦细。方用马尾连 6g*、黄芩 9g*、大青叶 15g、蒲公英 15g、马齿苋 60g、丹皮 9g*、赤芍 9g*、延胡索 9g*、生甘草 6g*。

二诊：3 剂后红肿见消，疼痛轻。前方加紫花地丁 15g、炙乳没各 6g，尾连加至 9g。

[注释] 本案患者口渴思饮，便干，尿黄，上下睑水肿不能睁眼，脉弦细，舌红苔黄，证属湿热上壅，化火化毒。故以此方清利湿热，泻火解毒，凉营止痛。二诊增加清热解毒、活血止痛之药。

3. 温化除湿法

患者，带状疱疹，现症见右腰右后背带状疱疹伴发热。方用马齿苋 60g、蒲公英 15g、大青叶 15g、马尾连 6g*、黄芩 9g*、金银花 9g*、甘草 6g*。

二诊：仍起水疱，腹胀有凉气感，舌苔白腻，脉细滑，证属热去湿盛，改拟温化除湿之法，药用苍术 9g*、川朴 9g*、陈皮 9g*、茯苓皮 9g*、猪苓 9g*、泽泻 9g*、桂枝 9g*、黄芩 9g*、六一散（包）9g*。

三诊：疱疹已结干痂，略感腹胀，上方去黄芩、桂枝，加木香 3g、马齿苋 15g。

[注释] 本案证属脾经湿热、循经外发，首以清热解毒之法。二诊水疱仍发，据舌脉证属热去湿盛，改拟温化除湿之法。苍术、厚朴、陈皮健脾理气；茯苓皮、猪苓、泽泻淡渗利水；桂枝温通经脉、助阳化气；黄芩、六一散清利湿热。三诊疱疹结痂，略腹胀，纳可，舌苔净，上方去黄芩、桂枝，加木香理气、马齿苋清热凉血解毒。

4. 散风清热、息风止痛法

患者，带状疱疹，现症见颜面部带状疱疹，舌红苔薄白，脉弦紧。药用川芎 9g*、菊花 9g*、白蒺藜 9g*、羌活 9g*、蝉蜕 4.5g、钩藤 12g。另以全蝎 30g 搜剔风邪，研末分 10 包，日服 2 包。

二诊：前方加炒白芍 12g、天麻 6g，全蝎改每日 1 包。

三诊：痛已控制，上方去天麻，服 7 剂愈。

[注释] 本案患者脉弦紧，舌红苔薄白，证属肝胆经风邪大郁，未经发泄。故用川芎活血行气，白蒺藜、羌活祛风止痛；钩藤、菊花、蝉蜕清热平肝息风；重用全蝎以搜风攻毒，通络止痛。二诊痛减，加炒白芍缓急止痛，天麻祛风通络止痛。三诊痛已控制，故去天麻。

【方药真传】

1. 自拟方（带状疱疹）

组成：生地黄 20g、菊花 10g、山栀子 10g、丹皮 10g、连翘 10g、黄芩 10g、赤芍 15g、金银花 15g、碧玉散 10g、丝瓜络 10g。

功用：清热解毒，凉血通络。

适应证：带状疱疹。症见头面、胸胁部疱疹掀红，灼热刺痛，并伴口苦，纳呆，便干，溲赤，舌红苔黄，脉滑数。

服法：水煎服，日一剂，早晚两次分服。

评按：带状疱疹虽然证型各异，但脏腑病位以肝为主，热毒内蕴血分为核心病机，故清热、凉血、解毒为核心之法。方中丹皮、生地黄、赤芍清热凉血，透解血分热毒；山栀子、菊花、连翘、黄芩、金银花清肝热、解毒邪；碧玉散清热利湿、平肝解毒；丝瓜络通络解毒，善治胸胁疼痛，诸药相合切中病机。

2. 大青叶

大青叶味苦，性大寒，归心、胃经。有清热解毒、凉血消斑之功。常用于热毒引起的带状疱疹。《日华子本草》云其："治热毒风，心烦闷，渴疾口干，小儿鼻热疾，疯疹天行热疾及金石药毒，兼涂医肿毒。"

3. 全蝎

全蝎具有搜剔风邪、止痛止痒作用。疱疹早期即可应用，可以预防带状疱疹疼痛，后遗神经痛期应用也有止痛效果。

4. 乳香

乳香辛香走窜，苦泄温通，既能行气通滞，散瘀止痛，又能活血消痈，祛腐生肌，为外伤科要药。治疮疡肿毒初起之局部皮肤红肿热痛，常配伍没药、金银花、穿山甲等，如仙方活命饮；治痈疽、瘰疬、痰核之肿块坚硬不消，常配伍没药、麝香、雄黄等，如醒消丸；治疮疡溃破久不收口，常配伍没药研末外用。本品辛散苦泄，既入血分，又入气分，能行血中气滞，宣通脏腑气血，透达经络，长于止痛，可用于血瘀气滞之诸痛证。

5. 没药

没药味辛、苦，性平，入心、肝、脾经，功能散瘀定痛，消肿生肌。没药的功效主治与乳香相似，常与乳香相须为用，治疗跌打损伤、瘀滞疼痛、痈疽肿痛、疮疡溃后久不收口以及多种瘀滞痛证。二者的区别在于，乳香偏于行气、伸筋，治疗痹证多用，没药偏于散血化瘀，治疗血瘀气滞较重之胃痛多用。

6. 延胡索

延胡索辛散温通，既能活血，又能行气，且止痛作用显著，为活血行气止痛要药，"能行血中气滞，气中血滞，故专治一身上下诸痛"，临床可广泛用于血瘀气滞所致身体各部位的疼痛。

7. 忍冬藤

忍冬藤又名金银花藤，味甘性寒，归肺、胃经，功能清热解毒，疏风通络。本品功用与金银花相似，但清热解毒之力不及金银花，多用于痈肿疮毒，常配伍连翘、蒲公英等同用，或配伍黄芪、当归、甘草等，如神效托里散。

8. 丝瓜络

丝瓜络味甘性平，归肺、胃、肝经，功能祛风通络，活血下乳，解毒化痰。有解毒消肿功效，可配伍金银花、蒲公英等清热解毒药同用，也可用鲜品捣汁外涂。可通络解毒，善治胸胁疼痛，也常用于带状疱疹方中。

【杂录拾遗】

1. 外用以如意金黄散（市售成药）为首选。

2. 新鲜羊蹄草洗净捣烂，加少量凡士林软膏敷于患处，每日换药 1 次。

3. 冰片 10~20g，用冷米汤或植物油调成冰片糊外用，每日 3~4 次。

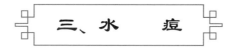

三、水　痘

水痘是由水痘 - 带状疱疹病毒感染引起的急性传染病，以皮肤黏膜上分批出现先后并存的斑疹、丘疹、水疱、结痂为主要特征，好发于儿童，治愈后可获终身免疫。中医亦称本病为水痘，又称水花、水疮。

【临证心法】

本病由外感风热时邪，内蕴湿热，毒邪蕴结皮肤而致。

1. 祛风清热除湿法

患者，儿童，水痘。药用荆芥6g、防风4.5g、蝉蜕3g、茯苓6g、泽泻6g、六一散6g、马齿苋15g、陈皮4.5g。

[注释] 本方以荆芥、防风、蝉蜕消散风邪；茯苓、泽泻淡渗利湿；六一散清热化湿；马齿苋清热解毒凉血；陈皮理气健脾。

2. 凉血解毒法

患者，水痘。方以马齿苋60g、生地黄30g、大青叶15g、丹皮9g、赤芍9g、蒲公英15g、连翘9g、生甘草6g、荆芥6g、蝉蜕4.5g。

[注释] 马齿苋、大青叶、蒲公英、连翘清热解毒；生地黄、赤芍、丹皮凉血活血；荆芥、蝉蜕祛风；生甘草清热解毒，调和诸药。

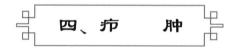

四、疖　肿

疖肿，是一种化脓性毛囊及毛囊深部周围组织的感染。临床表现为红色丘疹、结节，根脚不大，出脓前可伴有搏动性疼痛，脓出即愈。中医根据其发生的部位、季节与形态而命名不同，发于颈后发际者称为发际疮，发于须部者称为须疮，发于臀部者称为坐板疮，另有暑疖、热疖、疔疖、蝼蛄疖等称谓。

【临证心法】

热和湿是疖肿发病的根本原因。"诸热瞀瘛，皆属于火"，疮疖亦不外火毒。如外受暑热，内蕴湿热，皆易化火化毒，发为疮疖。如经久反复则为体虚毒盛。由于饮食不节，脾失健运，湿热内生，或素体阴虚，脏腑燥热，或气血亏虚，卫外不固，此时外受风热之邪或暑湿之邪，两相搏结，郁结于皮肤，失之疏泄，结聚则发为本病。治疗分早期、中期、后期，多采用清热解毒、养阴解毒、扶正托毒等治法，其中清热解毒活血法贯穿治疗始终，临床可配合外治法，辨证论治。发于上半身、头部者，火毒为重，治宜清火解毒。发于下半身臀部者，湿热为重，宜利湿清热、和营解毒。疖肿日久，肿坚不溃，宜托毒消肿。

1. 清热解毒、消肿散结法

例一：患者，女，16 岁，多发性疖肿，久治无效。治疗以口服犀（西）黄丸 3g，日 3 次。

例二：患者，多发性疖肿 2 个月，舌质黯。方用金银花 9g、贝母 9g、皂角刺 9g、归尾 12g、赤芍 9g、白芷 6g、连翘 9g、生甘草 6g、天花粉 9g、三颗针 9g。服 5 剂后全部消退。

例三：患者，臀部疖肿，苔黄腻。方用白芷 6g*、皂角刺 9g*、穿山甲片 9g*、丹皮 9g*、赤芍 9g*、忍冬藤 9g*、生甘草 6g*、大贝母 9g、天花粉 9g。

例四：患者，后项多发性疖肿 2 个月，反复发作，舌质黯。方用金银花 9g*、大贝母 9g*、皂角刺 9g*、赤芍 9g*、白芷 6g*、连翘 9g*、生甘草 6g*、天花粉 9g*、三颗针 15g*、归尾 12g、穿山甲片 9g。

二诊：药后好转，苔腻，原方加尾连 6g、川朴 9g*。

例五：患者，后颈部多发性疖肿，此起彼伏。方用黄芩 9g*、黄连 6g*、丹皮 9g*、赤芍 9g*、蚤休 9g*、金银花 9g*、三颗针 15g*、连翘 9g*、生甘草 6g*、龙葵 9g*、黄精 9g。

二诊：症状改善不明显，改方为金银花 9g*、白芷 6g*、炙穿山甲 9g*、皂角刺 9g*、大贝母 9g*、连翘 9g*、生甘草 6g*、天花粉 9g*、黄精 9g*。

例六：患者，鼻部疖肿，伴肿痛。方用金银花 15g、防风 9g、白芷 6g*、当归 9g*、陈皮 9g*、生甘草 6g*、天花粉 9g*、土贝母 12g、皂角刺 15g、炙甲片 9g。

[注释] 此类多见于结节明显的疖肿，皮疹色红或紫，质硬。多因血热复感外邪，血脉郁涩，进而发为疖肿，治疗宜清热解毒、消肿散结。朱老谓，大贝母类象贝，消肿软坚，有消硬块之力，再加穿山甲则效果更佳。若为顺证，火毒结聚尚未扩散，症见红肿热痛，脉弦带数，舌红苔薄黄或黄燥，则治疗上以清热解毒为主，方用地丁饮加减；若患者气血亏虚或外邪迅速入里，则为逆证，又称走黄证，毒走营血，内攻脏腑。治疗上以大剂凉营、清热解毒为主，方用清瘟败毒饮加减。

2. 清热燥湿、和营解毒法

例一：患者，成年男性，发际疮 1 年，脉弦滑，苔薄黄。方用尾连 6g*、黄芩 9g*、山栀子 9g*、蒲公英 9g*、生甘草 6g*。

例二：患者，2 岁，头部痱子，头部疖肿，口服牛黄清热散，方用金银花 9g、连翘 9g、野菊花 9g、紫花地丁 15g、赤芍 6g、藿香 6g、佩兰 6g、六一散 6g、生甘草 6g。予金黄膏外用。

例三：患者，头部疖肿反复发作 1 年。方用桃仁 9g*、红花 9g*、赤芍 9g*、归尾 9g*、川芎 6g*、石菖蒲 9g*、马尾连 6g*、黄芩 9g*、黄柏 9g*、生石膏 30g*、桔梗 9g*。

二诊：头部出现脓点，头痛。方改为金银花 15g、大贝母 9g*、穿山甲片 9g*、皂角刺 9g*、炙乳没各 6g、白芷 6g、连翘 9g*、归尾 9g*、赤芍 9g*、生甘草 6g*、天花粉 9g*。发际散 15g，醋调外用。

例四：患者，男性，成年，臀部多发性疖肿 2 年，舌红，苔薄黄腻，脉滑数。方用川黄连 6g*、黄芩 9g*、丹皮 9g*、赤芍 9g*、金银花 9g*、连翘 9g*、生甘草 6g*。服 20 剂未复发。

[注释] 此类患者湿热内蕴，化为热毒，发于肌腠，形成疖肿。病程较长，缠绵不愈，局部红肿或湿肿，压之外溢脓水，自觉疼痛绵绵不休，愈后遗留肥厚性瘢痕，难以消尽；舌质红，苔黄或黄微腻，脉象濡数。湿邪多重浊，袭下位，故而湿热型疖肿以下半身臀部为甚，可用除湿胃苓汤加味。特别是夏秋之暑疖，暑湿明显时，可加藿香、佩兰。

3. 清热解毒、托毒消肿法

患者，男性，成年，口唇疖肿 3 天，现症见口唇疖肿多枚，根坚硬红肿，畏寒发热，神疲乏力，面色无华，舌质淡，脉沉细。方用黄芪 12g*、山栀子 9g*、紫花地丁 9g*、野菊花 9g*、忍冬藤 9g*、连翘 12g*、丝瓜络 9g*、炙甲片 9g*、皂角刺 9g*。

二诊：疮头已溃，继以清热败毒，方用紫花地丁 9g*、菊花 9g*、金银花 9g*、连翘 9g*、丹皮 9g*、赤芍 9g*、黄芩 9g*、蚤休 9g*、生甘草 6g*。

[注释] 此类患者疖肿数目多，此愈彼起，不断发生，或溃后久不收口，神疲乏力，面色无华，舌质淡，脉沉细。多为气血不足，感受外邪，无力托脓外出，热毒入血，伴发全身症状，常见于体质虚弱者或有某些慢性疾患者。

火毒结聚，毒不外泄，治疗时应清热解毒，透毒外出，需防其内走，临床治疗常配伍补气药，如黄芪、甘草，以补益中气，以助正气将火毒之邪驱出。

4. 疏风清热、和营化毒法

例一：患者，男性，成年，全身疖肿反复发作 8 个月，现症见全身多处疖肿，伴有恶心，畏寒，发热，口渴思饮，尿黄，大便正常。脉弦细，舌质红，苔薄白。方用荆芥 9g*、防风 9g*、麻黄 6g*、金银花 9g*、连翘 9g*、归尾 9g*、赤芍 9g*、桃仁 9g*、炒山栀 9g*、黄芩 9g*、生甘草 6g*、大黄 6g（后下）。

二诊：疖肿正酿脓，疼痛，口渴思饮，上方加大青叶 9g、天花粉 9g，服 3 剂。

三诊：疖仍发，大便泻，舌红，苔薄黄，拟托毒消肿，方用归尾 9g*、赤芍 9g*、金银花 9g*、土贝母 12g*、天花粉 9g*、山栀子 9g*、炙甲片 9g*、皂角刺 9g*、炙乳没各 6g*、白芷 6g*、生甘草 6g*。

四诊：脓已透，肿消，而毒未净，为防再发，予以清解之剂。方用紫花地丁 9g*、金银花 9g*、连翘 9g*、黄芩 9g*、山栀子 9g*、丹皮 9g*、赤茯苓 9g*、土贝母 9g*、天花粉 9g*、生甘草 6g*。

五诊：疮口近愈，因服汤药恶心，改醒消丸每日二钱，服 5 天巩固疗效。

六诊：疮口愈，继服犀黄丸，每日一钱，1 周以后未再发。

例二：患者，头部慢性毛囊炎 5 年，苔薄白，脉弦细。方用荆芥 9g、防风 9g、连翘 9g、黄芩 9g、山栀子 9g、知母 9g*、生石膏 20g*、天花粉 9g*、归尾 9g*、赤芍 9g*、连翘 9g*、生甘草 9g*。外用苍耳子 30g、雄黄 15g、明矾 9g 煮水洗头。

二诊：后项仍有新发疖肿，前方去天花粉、知母、生石膏，加马齿苋 30g、大青叶 9g、金银花 6g。

三诊：1 年后头部又起毛囊炎，继服上方，外洗改为苍耳子 60g、白矾 60g、雄黄 15g、王不留行 15g。配合醒消丸每日二钱。

［注释］此类患者多为外受风热之邪，或素体血热，外受风邪，风热搏结，郁结肌腠，导致营卫不和，热胜成毒，发为本病，往往表现为毛囊性丘疹，红肿热痛，搔破渗液，发热，口渴，溲赤，便秘，舌质红，苔黄，脉数等。治疗上宜祛风和营，清热解毒。

【方药传真】

1. 消炎方

组成：黄连 6g、黄芩 9g、丹皮 9g、赤芍 9g、蚤休 9g、金银花 9g、连翘

9g、生甘草 6g。

功用：清热解毒消肿。

适应证：疖肿，毛囊炎，脓疱病等。

服法：水煎服，日一剂，早晚两次分服。

评按：消炎方是广安门医院皮肤科协定处方。"诸痛痒疮，皆属于心"，方中黄连、黄芩苦寒泻火，清肺胃积热；丹皮、赤芍凉血清热；金银花、连翘、蚤休、生甘草清热解毒，可用于火热诸证。对于痤疮、毛囊炎色红热重的患者，此方疗效甚佳。

2. 地丁饮

组成：紫花地丁 9g、野菊花 9g、金银花 9g、连翘 9g、黑山栀 9g、半枝莲 9g、蒲公英 15g、草河车 9g、生甘草 6g。

功用：清热解毒，消肿止痛。

适应证：疔疮。

服法：水煎服，日一剂，早晚两次分服。

评按：地丁饮是朱老治疗热毒炽盛证的临床经验方。方中诸药均有清热解毒之效，诸药合用，毒去则肿消痛止。临床治疗时，舌苔黄腻加黄连 6g、黄芩 9g；肿坚不溃加炙甲片 9g、皂角刺 9g。

3. 清瘟败毒饮

组成：水牛角（原为犀牛角，现已禁用）6g、生地黄 30g、丹皮 9g、赤芍 9g、川黄连 6g、黄芩 9g、山栀子 9g、金银花 30g、连翘 9g、竹叶 9g、生石膏 30g、生甘草 6g。

功用：清营凉血，清热解毒。

适应证：疔疮，药物性皮炎，系统性红斑狼疮，寻常型天疱疮。

服法：水煎服，日一剂，早晚两次分服。

评按：本方是由白虎汤、犀角地黄汤、黄连解毒汤三方加减而成，可用于治疗温病发斑、气血两燔之证。方中重用生石膏清胃热；加以连翘、竹叶，轻清宣透，清透气分表里之热毒；黄芩、黄连通泄三焦、清热除湿，可清泄气分上下之火邪；水牛角、地黄、赤芍、丹皮凉血解毒，养阴生津，清血分之热。诸药合用，则气血两清。金银花、连翘清热解毒。予以大剂凉营、清热解毒药以急解药毒，可用于治疗气血亏虚，外邪迅速入里，毒走营血，内攻脏腑之疔疮走黄证。

4. 芩连解毒汤

组成：黄连 6g、黄芩 9g、丹皮 9g、赤芍 9g、金银花 15g、连翘 9g、山栀子 6g、甘草 3g。

功用：清火解毒。

适应证：疖肿。

服法：水煎服，日一剂，早晚两次分服。

评按：方中黄连、黄芩清热燥湿；丹皮、赤芍凉血活血；金银花、连翘、栀子、甘草清热解毒。便干结加生大黄 6~9g（后下）、玄明粉 9g（冲）、大青叶 9g。

5. 四妙汤

组成：黄芪 15g、当归 12g、金银花 15g、甘草 6g。

功用：清热解毒，补气固正。

适应证：痈、疽后期。症见素体虚弱，面色苍白，食少纳差，躯干及四肢有散在炎性丘疹或脓疱，舌质淡，苔薄白，脉沉细或迟。

服法：水煎服，日一剂，早晚两次分服。

评按：方中黄芪补正气，当归养血和营，金银花、甘草清热解毒。

6. 消痈汤

组成：金银花 15g、白芷 6g、归尾 9g、赤芍 9g、大贝母 9g、天花粉 9g、乳香 4.5g、没药 4.5g、皂角刺 9g、炙甲片 9g、甘草 6g。

功用：清热解毒，散瘀消肿，活血止痛。

适应证：蜂窝织炎，痈肿初起。

服法：水煎服，日一剂，早晚两次分服。

评按：本方为仙方活命饮加减，方中归尾、赤芍、乳没活血和营，消肿止痛；贝母、天花粉、白芷、皂角刺、炙甲片托毒排脓；金银花、甘草清热解毒。

7. 犀黄丸

组成：乳香 30g、没药 30g、牛黄 0.9g、麝香 4.5g。

制法：上药研细末，黄米饭 30g 捣丸，如绿豆大。

功用：清热解毒，消肿化坚。

适应证：痈、疽、肿毒、肿瘤。

服法：每日服 2~3 次，每次 3g。

评按：方中牛黄清热解毒，化痰散结；麝香开经络，行气滞，散瘀血，消痈疽肿毒；乳香、没药活血祛瘀，消肿定痛；黄米饭调养胃气，以防诸药寒凉碍胃。

8. 发际散（外用方）

组成：五倍子末 310g，雄黄末 30g，枯矾末 30g。

功用：灭菌止痒，收湿化毒。

适应证：毛囊炎，脓疱疮或湿疹感染。

用法：上药研细末，香油或醋调敷外用。

评按：方中五倍子解毒消肿、收湿敛疮；雄黄、枯矾解毒杀虫。

9. 醒消丸

组成：炙乳香 30g、炙没药 30g、牛黄 0.9g、雄黄 15g、麝香 4.5g。

制法：上药研细末，加黄米饭 30g，捣烂为丸，如绿豆大。

功用：活血解毒，消肿止痛。

适应证：痈、疽、肿毒、肿瘤。

服法：每日早晚各服一丸，温水送服。

评按：方中雄黄解毒消肿；麝香行散消肿；乳香、没药活血消肿。诸药共行消肿散结之功。

10. 金银花

金银花甘寒，清热解毒、消散痈肿力强，为治热毒疮痈之要药，适用于各种热毒壅盛之外疡内痈、喉痹丹毒。治疮痈初起红肿热痛者，可单用煎服，并用药渣外敷患处，或与黄芩、黄连、丹皮等药同用，如芩连解毒汤，或与当归、赤芍、白芷等药配伍，如仙方活命饮、消痈汤；治疗疮肿毒坚硬根深者，常与野菊花、蒲公英等同用，如五味消毒饮；治疗痈疽后期邪气尚存，可与黄芪、当归等同用，如四妙汤。

11. 连翘

连翘苦寒，功用与金银花相似，长于清心火，解疮毒，又能消散痈肿结聚，为"疮家圣药"。治疮痈红肿未溃，常与穿山甲、皂角刺等配伍；治疮疡脓出、红肿溃烂，常与牡丹皮、天花粉、白芷等同用；治痰火郁结、瘰疬痰核，常与夏枯草、浙贝母、玄参等同用；治乳痈肿痛，常与蒲公英、紫花地丁、漏芦等药同用；治血热毒盛丹毒红肿者，可与大青叶、板蓝根、紫花地丁等配伍。

12. 紫花地丁

紫花地丁苦辛寒，入心肝血分，故能清热解毒，凉血消肿，消痈散结，为治血热壅滞、痈肿疮毒、红肿热痛的常用药，尤善治疗毒。治疗疮肿毒、痈疽发背、丹毒等，可单用鲜品捣汁内服，以渣外敷，或配金银花、蒲公英、野菊花等药，如五味消毒饮。

13. 蒲公英

蒲公英苦寒，善清热解毒，消痈散结，主治内外热毒疮痈诸证。治痈肿疗疮，可与金银花、紫花地丁、野菊花等药同用，如五味消毒饮。

14. 皂角刺

皂角刺味辛性温，归肝、胃经，功能托毒排脓，活血消痈，杀虫。适用于痈疽初起或脓成不溃，常与天花粉、白芷、金银花等同用，如仙方活命饮、消痈汤。外用杀虫止痒，治疥癣麻风。

15. 天花粉

天花粉味甘、微苦，性微寒，入肺、胃经，功能清热泻火，生津止渴，消肿排脓。治疮疡初起之红肿热痛，未成脓者可使之消散，脓已成者可溃疮排脓，常与金银花、贝母、皂角刺等同用，如内消散、仙方活命饮、消痈汤。

16. 浙贝母

浙贝母苦寒，长于清化热痰，降泄肺气，又可清解热毒，化痰散结消痈，治痰火郁结之瘰疬结核。治痈肿疮毒、乳痈，可与白芷、金银花、天花粉、连翘、蒲公英等同用。

17. 白芷

白芷味辛性温，入肺、脾、胃经，功能解表散寒，祛风止痛，宣通鼻窍，燥湿止带，消肿排脓。可以祛风消肿，缓和疼痛，也能排脓生肌，治疮疡肿痛，方如仙方活命饮、托里消毒散、消痈汤、升麻消毒饮等；亦可祛风止痒，用于顽癣疥疮，奇痒难忍，如乌蛇驱风汤、乌蛇败毒汤。

18. 野菊花

野菊花辛散苦降，功能清热泻火，解毒利咽，消肿止痛，为治外科疗痈之良药。治热毒蕴结之疗疖丹毒、痈疽疮疡、咽喉肿痛，可单用内服或捣鲜品敷患处，或与蒲公英、紫花地丁、金银花等药同用，如五味消毒饮。又入肝经，可清泻肝火，常与金银花、密蒙花、夏枯草等药同用，治肝热目赤肿痛。此外，内服并煎汤外洗，可用于治疗皮肤瘙痒之证。

19. 半枝莲

半枝莲苦寒，长于清热解毒，治疗疔疮肿毒、咽喉肿痛，常与紫花地丁、野菊花、连翘等同用，如地丁饮。

【拾遗杂录】

治疗疖肿时一般不用川芎，其性热，易加重症状。

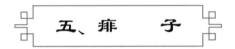

五、痱　子

痱子又称痱毒，是发生于夏令高温季节的皮肤病，其特点是皮肤出现散在或集簇明亮小疱，或伴有刺痒。小儿患此病者尤为多见。中医亦称本病为痤痱、痱疮、痤痱疮、痱瘟。

【临证心法】

宋《圣济总录·痱疮》曰："盖热盛汗出，阳气发泄而腠理疏，反以寒水洗浴，则热气内郁于皮腠之间，轻则为痱，重则为痤也。"本病多因夏日蕴湿，复感暑邪，暑湿熏蒸皮肤，闭塞毛孔，汗泄不畅致汗液稽留肌肤而生。痱子病因病机不离湿热，可以分为三个证型来治疗：暑湿蕴蒸证，治宜解暑祛湿，方选清暑汤或氤氲汤加减化裁；湿热郁滞证，治宜清热利湿，方用济阴汤或用薏苡竹叶散加金银花、黄芩；暑热化毒证，治宜清利祛暑解毒，方用济阴汤酌加野菊花、紫花地丁、滑石、浮萍、桑叶等药。

1. 外治法

例一：患者，男，4岁，痱子。以六一散15g、枯矾3g，研末混合外扑患处。

[注释] 六一散为祛暑剂，由滑石、甘草组成。内服用于暑热身倦，口渴泄泻，小便黄少；外治痱子刺痒。

例二：患者，男，5岁，痱子，现症见头部痱子，无脓点。外用马齿苋30g，煮水湿敷，后用六一散9g、枯矾3g，研末混合外扑。

　　[**注释**] 马齿苋具有清热利湿、凉血解毒之功,外用常治疗疔疮肿毒、湿疹、带状疱疹、丹毒等。

　　2. 清热解毒法

　　患者,女,5岁,面部痱子。服牛黄清热散,日一剂;外用玉露膏,见效。

　　[**注释**] 牛黄清热散由牛黄、黄连、黄芩、栀子、郁金、寒水石、水牛角浓缩粉、琥珀粉、玳瑁粉、朱砂、冰片组成,具有清热镇惊之功。玉露膏为秋芙蓉叶研成细末,和凡士林调匀而成的药膏,具有清热消肿的作用。

　　【**方药传真**】

　　1. 清暑汤

　　组成:连翘 12g*、天花粉 9g*、赤芍 9g*、金银花 12g*、甘草 9g*、滑石 9g*、车前子 9g*、泽泻 9g*。

　　功用:清热祛湿。

　　适应证:一切暑热,头面生热疖。症见初起时皮肤发红,然后出现针头大小的红色丘疹或丘疱疹,密集成片,甚至脓疱,舌红苔黄腻,脉浮数或滑。

　　服法:水煎服,日一剂,早晚两次分服。

　　2. 济阴汤

　　组成:黄连 3g*、黄芩 3g*、丹皮 4g*、赤芍 6g*、金银花 9g*、连翘 3g*、甘草 3g*、栀子 3g*。

　　功用:凉血解毒。

　　适应证:阳疮。症见除皮疹肿痛发热外,红、肿、痛、痒明显。

　　服法:水煎服,日一剂,早晚两次分服。

　　3. 薏苡竹叶散

　　组成:薏苡仁 15g*、竹叶 9g*、滑石 15g*、白蔻仁 4.5g*、连翘 9g*、茯苓 15g*、通草 4.5g*。

　　功用:辛凉解表,淡渗利湿。

　　适应证:湿郁经脉之痱毒。症见湿象明显,大量丘疱疹或脓疱疹,身热疼痛,汗多自利,胸腹白痦。

　　服法:水煎服,日一剂,早晚两次分服。

　　4. 玉露膏

　　组成:秋芙蓉叶 60g、凡士林 310g。

制法：调成油膏。

功用：清热消肿。

适应证：一切疮疖、肿毒、痈未破时，如丹毒、带状疱疹等。

用法：直接涂抹，外用纱布固定。

评按：方中芙蓉叶性凉，味微辛，具有清肺凉血、消肿排脓的功效，为外科治疗疮毒之要药，再以凡士林作为药物基质，滋养肌肤而无刺激。

5. 滑石

滑石甘淡而寒，既能利水湿，又能解暑热，为治暑湿、湿温之常用药，常配伍生甘草，即六一散，可随证配伍其他清暑化湿的药物，如清暑汤，配伍金银花、连翘等，治一切暑热、头面生热疖等；外用有清热收湿敛疮作用，可单用或与枯矾、黄柏等为末撒布患处以治疗湿疹，也可与薄荷、甘草等配合制成痱子粉外用以治痱子。

6. 冰片

冰片味辛、苦，性微寒，归心、脾、肺经，功能开窍醒神，清热止痛。皮科取其清热解毒、防腐生肌作用，与牛黄、珍珠、炉甘石等配伍，如八宝丹；或与象皮（现已禁用）、血竭、乳香等同用，如生肌散，可治疮疡溃后不敛；与朱砂、香油制成药膏外用，可治烧烫伤。

【拾遗杂录】

夏日痱子用益元散，又叫粉身药（滑石、甘草、朱砂，今用多去朱砂）。

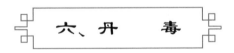

六、丹　毒

丹毒是由溶血性链球菌感染引起的皮肤和皮下组织内的淋巴管及周围软组织的急性炎症性疾病。其特点为局限性红肿，突然变赤，色如涂丹，境界明显，扩展迅速，罕见化脓，好发于颜面及下肢。中医称本病亦为丹毒，也有称抱头火丹、熛火丹、流火、腿游风、赤游丹、胎火、天火等。

【临证心法】

血分有热，复感风热湿邪，内外合邪，热毒之气暴发于皮肤之间，不得外泄，蕴热而发病。发于上者多为风热化火，发于下者多为湿热化火，亦有外伤感染所致，酗酒、营养不良，正气亏虚，卫外乏力，均与本病的发生有关。治宜清热凉血，解毒利湿。

1. 清热解毒、疏风散邪法

患者，抱头火丹，现症见颜面红肿，初起怕冷发热，头痛咽痛，舌红肿，舌红苔黄，脉洪数。以黄芩 9g*、黄连 6g*、板蓝根 9g*、马勃 1.5g*、连翘 9g*、生甘草 6g*、丹皮 9g*、赤芍 9g*、玄参 12g*。

[注释] 发于颜面的丹毒，又称为抱头火丹，证属风温化为火毒，治疗着重清热败毒，勿用风药，免风助火势，方用普济消毒饮加减治之。其中板蓝根为主药，加丹皮、赤芍等清营凉血之药，咽痛者加玄参利咽消肿，大便秘结加大黄 6g、玄明粉 9g 通腑泻火，乃釜底抽薪之法；若毒走营血，舌红口干，加生地黄 30g、水牛角 6g、金银花 12g。

2. 泻肝胆火、清利湿热法

患者，下肢丹毒，现症见腿足红肿，初起怕冷，壮热头痛，继发淋巴结炎，复发频繁见大脚风症（象皮腿），舌红苔黄腻，脉滑数。以生地黄 30g*、丹皮 9g*、赤芍 9g*、龙胆草 9g*、山栀子 9g*、黄芩 9g*、泽泻 9g*、车前子（包）9g*、木通 6g*。

[注释] 发于下肢的丹毒，又称为流火，多因湿热下注，化火化毒，方用龙胆泻肝汤加丹皮、赤芍治之。舌红苔黄燥，热重于湿者，则着重清热解毒，可用消炎方。

3. 清热凉血、解毒利湿法

例一：患者，女性，成年，舌部丹毒半日，现症见舌红肿灼热，伴头痛，全身不适，低热，咽痛，四肢关节酸楚，便秘，胃纳欠佳，脉滑带数，舌质红，苔薄白。证属风热外受，化火化毒，治以清热解毒，疏风散邪，服清热解毒方 2 剂。外用玉露膏无效。

二诊：改为普济消毒饮加减，以川黄连 3g、黄芩 1.5g、牛蒡子 9g、板蓝根 30g、赤茯苓 9g、连翘 9g、炙僵蚕 9g、马勃 1.5g、生甘草 3g、陈皮 9g*、桔梗 1.5g、薄荷 3g（后下）。外用金黄散蜜调。

三诊：服 3 剂，红肿大部消退，大便干，舌苔薄黄。上方改为板蓝根 15g，去甘草，加六一散 9g（包）、天花粉 9g。2 剂愈。

例二：患者，女性，成年，面部丹毒 3 日，现症见面红肿高热，3 天前曾全身不适，寒战，头痛，高热，舌苔薄黄，脉滑数。以川黄连 6g、黄芩 9g、玄参 9g、板蓝根 15g、丹皮 9g、连翘 9g、生甘草 6g、陈皮 9g、马勃 1.5g。水煎服。

二诊：服 1 剂后，红肿自左面延及右面，红肿起疱，壮热头痛，腿痛行走不利。改以大剂凉血清热之剂，以生地黄 30g、丹皮 9g、赤芍 9g、板蓝根 30g、连翘 9g*、黄芩 9g、知母 9g、生石膏 30g、竹叶 9g、大青叶 9g、金银花 9g、陈皮 6g。

三诊：服 1 剂后，红肿减轻，仍发热头痛，气短，纳少，舌质红苔黄，脉细滑数。前方去大青叶、竹叶，加黄连 6g、玄参 9g。

四诊：热退肿消，思纳，项下淋巴结大，苔薄黄，仍以清营凉解为主，以生地黄 30g、丹皮、赤芍 9g、知母 9g、生石膏 30g、板蓝根 30g、黄芩 9g、生甘草 6g。

五诊：红肿皆消，纳差，去板蓝根、石膏、知母，加陈皮 9g*。

六诊：脸肿全消，颈下淋巴结仍肿，苔薄黄腻，脉细滑，继以利湿清热，以马尾连 6g*、黄芩 9g*、板蓝根 9g*、丹皮 9g*、赤芍 9g*、连翘 9g*、蚤休 9g*、陈皮 9g*、生甘草 6g*。5 剂愈。

[注释] 本例证属风热外受，此为火毒，立法泻火解毒，宗普济消毒饮之意。清热凉血解毒法治疗丹毒，常选金银花 15g、连翘 12g、蒲公英 15g、大青叶 15g、板蓝根 9g 清热解毒；生地黄 15g、丹皮 9g、赤芍 9g 凉血解毒。病位在颜面加野菊花、黄芩；发热用薄荷、生石膏；下肢加牛膝、黄柏；如湿盛加车前草（子）、泽泻，利湿而不伤阴；躯干加柴胡、杜仲；体温不退加凉血药白茅根、知母以釜底抽薪；伤阴加玄参、天花粉；若后期毒力弱，见阳虚之象，适当减苦寒药如连翘，用蒲公英、金银花等甘寒之品。下肢合并有湿，如车前、泽泻不够，再加防己、猪苓；顽固肿不消，用红花、苏木、藏红花凉血活血。

例三：患者，下肢慢性丹毒 10 年，现症见左小腿红肿急性发作，高热，左鼠蹊淋巴结大，舌质红苔黄，脉滑数。药用丹皮 1.5g、赤芍 1.5g、黄芩 1.5g、忍冬藤 9g、生薏苡仁 9g、泽泻 9g、二妙丸 9g（包）、六一散 9g（包）、赤茯苓 9g、大贝母 9g。

二诊：服前方 3 剂后，红肿退，又继服 2 剂，改为每日口服二妙丸三钱（约 9g*），共半月。

[注释] 患者为慢性丹毒急性发作，中医诊断为流火。急当利湿清热，凉血解毒。本方为利湿清热方的加减，丹皮、赤芍清热凉血；黄芩、生薏苡仁、泽泻、赤茯苓、六一散清热利湿；二妙丸（苍术、黄柏）燥湿清热；忍冬藤清热通络；贝母清热化痰。

例四：患者女，65 岁，慢性丹毒 5 年，尾骶部原患神经性皮炎，现症见掌大红肿斑，每半月发作一次，境界清，高于皮面，舌绛苔净，脉细滑数。药用生地黄 30g、丹皮 9g、赤芍 9g、黄芩 9g、大青叶 9g、知母 9g、生石膏 30g、金银花 12g、蚤休 9g、生甘草 6g。

二诊：服 5 剂，红肿消，口苦，便干，5 日一次，唇部觉抽动，舌红苔黄。上方去知母、石膏，加菊花 9g、钩藤 9g（后入）。

三诊：又发作一次。苔小黄，脉细数，仍拟清热凉血解毒，以生地黄 30g、马齿苋 30g、黄芩 9g、丹皮 9g、赤芍 9g、蚤休 9g、金银花 9g、连翘 9g、赤茯苓 9g、生甘草 6g。

四诊：仍发，服苍术膏，日 2 次，每次 1 匙。二妙丸，日服六钱（约 18g*）。

五诊：半年后复发，仍清热解毒治之，以尾连、黄芩、丹皮、赤芍、金银花、连翘、大青叶、蚤休各 9g。随访 1 年未见复发。

[注释] 复发性丹毒常见于体质虚弱或有某些慢性疾患者，长期反复发作，可引起淋巴管闭塞而形成慢性淋巴水肿，治宜清热利湿，化瘀通络。一诊证属风热内郁，化为火毒，治以凉营清热解毒，方为朱老自拟"皮炎汤"加减，具有清营凉血、化热解毒之功。生地黄、赤芍、丹皮清营凉血；知母、石膏清热解肌；金银花、生甘草、大青叶、蚤休清热解毒；黄芩清热燥湿。二诊患者红肿消，去寒凉药物知母、石膏，改为菊花疏散风热；唇部抽动，故用钩藤息风止痉；患者病情反复，为正气不固，故四诊加用苍术膏，健脾燥湿，增强患者抗病能力，防止其发作。

【方药传真】

1. 普济消毒饮

组成：牛蒡子 9g*、黄芩 9g*、黄连 6g*、甘草 9g*、桔梗 6g*、板蓝根 9g*、马勃 1.5g*、连翘 9g*、玄参 9g*、升麻 6g*、柴胡 9g*、陈皮 9g*、僵蚕 6g*、薄荷 9g*。

功用：清热解毒。

适应证：热毒内蕴之丹毒。症见恶寒发热，咽喉不利，舌燥口渴，舌红苔白兼黄，脉浮数有力。

服法：水煎服，日一剂，早晚两次分服。

评按：黄连、黄芩清热泻火，祛上焦头面热毒，为君药；牛蒡子、连翘、薄荷、僵蚕辛凉疏散头面，为臣药；玄参、马勃、板蓝根加强清热解毒；甘草、桔梗清利咽喉；陈皮理气散邪，为佐药；升麻、柴胡疏散风热、引药上行，为使药。

2. 龙胆泻肝汤

组成：龙胆草 9g*、栀子 9g*、黄芩 9g*、木通 6g*、泽泻 9g*、车前子 9g*（包）、柴胡 9g*、甘草 3g*、当归 9g*、生地黄 30g*。

功用：清肝胆实火、利肝经湿热。

适应证：肝胆湿热之丹毒。

服法：水煎服，日一剂，早晚两次分服。

评按：龙胆草既能清利肝胆实火，又能清利肝经湿热；黄芩、栀子苦寒泻火，燥湿清热；泽泻、木通、车前子渗湿泄热，导热下行；当归、生地黄养血滋阴；柴胡舒畅肝经之气，引诸药归肝经；甘草调和诸药。

3. 苍术膏

组成：苍术 1 000g。

功用：健脾燥湿。

适应证：慢性丹毒，反复发作或迁延不愈者。

制法：苍术 1kg，水煎 3 次去渣，浓缩成膏，加蜂蜜 250g。

服法：每日 2 次，每次 1 汤匙。

评按：苍术辛苦、温，归脾、胃、肝经。有燥湿健脾、祛风湿、明目之功。慢性丹毒患者，正气不固，服用苍术膏可以存精固气，助运中焦，若配合二妙丸效果更佳。

4. 金黄散（市售成药）

组成：天花粉 60g，黄柏 60g，大黄 60g，姜黄 60g，苍术 18g，陈皮 18g，厚朴 18g，白芷 18g，天南星 18g，甘草 18g。

功用：清热解毒，消肿止痛。

适应证：痈肿、丹毒、带状疱疹、脓疱疮。

用法：用蜜水或茶水调敷。

评按：方中大黄、黄柏清热解毒；厚朴、天南星、白芷辛温散结；天花粉清热凉血、消肿散瘀；苍术、陈皮燥湿健脾；甘草解毒，调和诸药。

5. 蚤休

蚤休味苦，性微寒，有小毒，归肝经。功能清热解毒，消肿止痛，凉肝定惊。为治痈肿疔毒、毒蛇咬伤的常用药。治痈肿疔毒，可单用为末，醋调外敷，或与黄连、赤芍、金银花等同用。

6. 丹皮

丹皮味苦、辛，性微寒，入心、肝、肾经，功能清热凉血，活血化瘀。善于清解营血分实热，治温病热入营血、迫血妄行所致发斑、吐血、衄血或血分郁热之发斑性皮肤病，常与水牛角、生地黄、赤芍等同用，如犀角地黄汤；治温毒发斑，可配伍栀子、大黄、黄芩等药。善于凉血消痈，治热毒痈肿疮毒，可与金银花、连翘、白芷等药同用。清热凉血宜生用，活血化瘀宜酒炙用，止血宜炒炭用。

7. 赤芍

赤芍苦寒，入肝经血分，善清泻肝火，泄血分郁热，治温病热入营血、迫血妄行之吐血衄血、斑疹紫黯者，常与水牛角、生地黄、牡丹皮等同用，如犀角地黄汤；治温毒发斑、血热毒盛、斑疹紫黑者，可与紫草、蝉蜕、甘草等药同用；取本品清热凉血、散瘀消肿之功，可治热毒壅盛之痈肿疮疡，常与金银花、天花粉、乳香等药同用，如仙方活命饮，或与连翘、栀子、玄参等药同用，如连翘败毒散。

【拾遗杂录】

1. 成药：犀黄丸，对感染性疾病有效，每次 3~6g，服时打碎或水泡之。后期连翘败毒丸、小败毒膏、活血消炎丸；慢性丹毒用大黄䗪虫丸活血软坚或散结灵胶囊。

2. 外用：鲜马齿苋捣碎调如意金黄散；或败酱草、马齿苋、蒲公英水煮湿敷。

3. 慢性期：用芙蓉膏、紫色消肿膏，硬肿不红者用黑布药膏以清热软坚，局部水疱则用祛湿散或化湿散以甘草油调之外用。

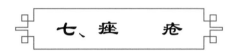

七、痤 疮

痤疮，是一种慢性炎症性毛囊皮脂腺疾病，好发于青少年，临床表现为面部、额部、两颊或胸背部可见粉刺、丘疹、脓疱、结节、囊肿及瘢痕等。中医亦称本病为肺风粉刺、痤、痤痱、粉花疮等。

【临证心法】

本病多由肺经有热或外感风热，火热郁滞皮肤，或饮食不节，过食肥甘厚味，脾胃湿热内生，外蒸肌肤，或心火炽盛上炎面部，或素体虚弱，腠理不密，复感风邪所致。若病情日久，气血凝滞，经脉不畅，或肺胃积热日久，生湿生痰，痰血瘀结，则会出现囊肿、结节及瘢痕。

1. 清解肺胃、凉血解毒法

例一：患者，女性，成年，痤疮，大便干，舌黯，苔净。方用生地黄30g、丹皮9g、赤芍9g、黄芩9g、知母9g、生石膏30g、桑白皮9g、枇杷叶9g、生甘草6g、大青叶15g。

例二：患者，男，18岁，痤疮稍多，苔根黄，脉弦滑。方用生地黄30g、丹皮9g、赤芍9g、黄芩9g、知母9g、生石膏30g、桑白皮9g、枇杷叶9g、生甘草6g、大青叶9g、炒三棱9g。水煎服。配合大黄䗪虫丸，日服2丸。

例三：患者，女，18岁，面部痤疮，便干，舌苔黄，脉沉。方用桑白皮9g、枇杷叶9g、菊花9g、黄芩9g、夏枯草9g、紫花地丁30g、赤石脂9g、全瓜蒌60g。

二诊：方药改为马齿苋15g*、赤芍9g*、白茅根12g*、连翘9g*、焦三仙各12g*、桑白皮12g*、枇杷叶12g*、黄芩9g*。

三诊：原方去连翘 9g*、马齿苋 15g*，加赤石脂 9g*、菊花 9g*。

四诊：面部痤疮大部消退，大便干，苔薄白，脉弦。方用桑白皮 12g*、黄芩 9g*、菊花 12g*、赤芍 9g*、赤石脂 9g*、全瓜蒌 12g*、大青叶 12g*、夏枯草 12g*。

五诊：上方去瓜蒌，加焦槟榔 6g*。

例四：患者，男性，成年，面部痤疮，牙龈肿，舌质红，苔黄，脉细滑。方用生地黄 30g、丹皮 9g、赤芍 9g、黄芩 9g、知母 9g、生石膏 30g、桑白皮 9g、枇杷叶 9g、生甘草 6g、大青叶 15g、马尾连 9g。

例五：患者，痤疮，毒象明显，舌质红，苔微黄，脉细。方用生地黄 30g、丹皮 9g、赤芍 9g、黄芩 9g、知母 9g、生石膏 30g、桑白皮 9g、枇杷叶 9g、生甘草 6g。

例六：患者，头部毛囊炎，经治无效，伴头痛。方用黄连 6g、黄芩 9g、丹皮 9g、赤芍 9g、蚤休 9g、金银花 9g、连翘 9g、生甘草 6g、野菊花 15g。

例七：患者，女，20 岁，面部痤疮，脉细数，苔薄黄。方用野百合 12g*、枇杷叶 9g*、桑白皮 9g*、马尾连 6g*、黄芩 9g*、赤芍 9g*、生石膏 30g、益母草 12g*、泽兰 9g*。

例八：患者，女性，成年，痤疮，多脓疱，月经愆期，舌质正常。方用桑白皮 9g*、枇杷叶 9g*、黄芩 9g*、赤芍 9g*、马尾连 6g*、地骨皮 9g*、益母草 12g*、泽兰 9g*。

例九：患者，男性，成年，颜面、胸背部痤疮。方用生地黄 30g、丹皮 9g、赤芍 9g、黄芩 9g、知母 9g、生石膏 30g、桑白皮 9g、枇杷叶 9g、生甘草 6g、大青叶 9g*。

二诊：方药改为桑叶 9g*、枇杷叶 9g*、黄芩 9g*、太子参 12g*、马尾连 6g*、赤芍 9g*、泽兰 9g*、益母草 12g*、大青叶 9g*。

三诊：自觉服后痤疮又增多，舌淡，脉弦细。方药改为生地黄 30g*、丹皮 9g*、赤芍 9g*、大枣 5 枚 *、归尾 6g*、丹参 9g*、红花 9g*、茯苓 9g*、陈皮 9g*、黄芩 9g*、连翘 9g*、大青叶 9g*。

[注释] 此证型痤疮临床最为多见，多因青年人阳热偏盛，营血有热，血热外壅，出现气血郁滞，或饮食不节，助阳化热，中焦积久生热，均可是

肺胃积热循经上行，上熏头面，出现颜面、胸背部红色丘疹、粉刺或脓疱，日渐增多，或可见颜面油脂分泌旺盛，口干欲饮，小便短黄，大便秘结，舌红，苔黄或厚腻，脉滑数。临床治疗宜清肺胃蕴热，常用枇杷清肺饮加减。亦顾调大便、通脏腑，可事半功倍。

2. 活血化瘀、消痰软坚法

例一：患者，女，20岁，痤疮，月经少。方用桃红四物汤加减，以桃仁6g、红花9g、当归12g、生地黄30g、赤芍9g、川芎9g、益母草12g、泽兰9g、桑白皮9g。

例二：患者，女性，成年，囊肿性痤疮，舌红，苔薄黄，脉弦。方用丹参12g、鸡血藤12g、红花9g*、归尾12g*、青皮9g*、金银花15g、连翘9g*、蚤休9g*、野菊花9g*。配合大黄䗪虫丸内服，日服2丸。

例三：患者，女性，成年，面部痤疮，现症见面部硬丘疹，舌黯。方用桃仁9g*、红花9g*、归尾12g*、赤芍9g*、川芎9g*、益母草12g*、泽兰9g*、丹参9g*、石菖蒲9g*。

例四：患者，女性，成年，面部痤疮，服归参丸，日2丸，服1个月后见轻。

例五：患者，男，21岁，囊肿型痤疮3年，舌质红绛，脉弦滑。方用生地黄30g*、丹皮9g*、赤芍9g*、蒲公英12g*、蚤休15g*、夏枯草9g*、昆布9g*、海藻9g*、炒三棱9g*。

二诊：服21剂后囊肿较平，后改丸剂服，方用生地黄60g、丹参60g、赤芍60g、昆布30g、海藻30g、炒莪术60g、蒲公英60g、蚤休60g、夏枯草60g。研末，水泛为丸，每日2次，每次服三钱（9g*）。3个月后囊肿大致趋平。

例六：患者，头部毛囊炎久治不愈。方用三黄石膏汤加减，桃仁9g*、红花9g*、赤芍9g*、归尾9g*、川芎12g*、石菖蒲9g*、马尾连6g*、黄芩9g*、黄柏9g*、生石膏30g*、桔梗9g*。外洗方为王不留行30g、透骨草15g、苍耳子15g、白矾30g。配合犀黄丸，日一钱。

例七：患者，男性，成年，面部囊肿性痤疮，服大黄䗪虫丸，日服2丸。

例八：患者，男，57岁，面部发际患毛囊炎半年。原服消炎方，屡治无效，后改方为归尾12g*、皂角刺9g*、白芷6g*、天花粉9g*、炙乳没各6g*、甘草6g*、龙葵9g*、三颗针15g*。内服，日1剂。并以苍耳子60g、雄黄15g、明矾30g，煮水外洗，效佳。

例九：患者，男，57 岁，患毛囊炎半年，屡治无效。使用消炎方后未见效，后方药改归尾 9g*、皂角刺 9g*、白芷 6g*、天花粉 9g*、炙乳没各 6g*、甘草 6g*、龙葵 9g*、三颗针 15g*，内服，日 1 剂；并服苍耳子膏；同时以雄矾 15g、明矾 30g 煮水外洗，效极佳。

[注释] 此类属于囊肿型痤疮，常见于中晚期的中重度型，患者病情缠绵，久治不愈，热阻气机，气血郁滞；或肺胃积热，化湿生痰，痰瘀互结，进而出现囊肿、结节及瘢痕。色黯红至紫红，反复发作，日久融合，高突不平，伴月经错后，腹痛，舌质淡，苔滑腻，脉滑。治疗宜活血化瘀，消痰软坚，可用桃红四物汤、海藻玉壶汤加减或内服化瘀散结丸。对于各型痤疮，临床上亦可使用大黄蛋虫丸、益母草膏等，亦见效。

3. 滋补肝肾、温阳益气法

例一：患者，女，成年，寻常痤疮半年，舌质红，苔薄黄，脉细数。方用生黄芪 9g*、党参 9g*、乌梅 6g*、木瓜 6g*、山药 9g*、熟地黄 30g*、泽泻 9g*、茯苓 9g*、丹皮 9g*、墨旱莲 9g*、补骨脂 9g*、女贞子 9g*、枸杞子 9g*、牛膝 9g*、菟丝子 9g*、鹿角胶 6g。

例二：患者，女，成年，痤疮。服八珍益母丸，每日 1 丸，日 3 服。

例三：患者，男，成年，痤疮较多，苔薄黄，脉弦。服乌鸡白凤丸，日 60 丸，发疹少，见好。

[注释] 此证型患者较为少见，多为成人痤疮，患者素体虚弱，多为大病或术后，面色苍白，食少纳差，乏力，女性伴见月经量少，脉沉细或迟，舌淡苔薄白，可用滋补肝肾、温阳益气之法治之。亦可使用乌鸡白凤丸、安坤赞育丸等。

【方药传真】

1. 凉血清肺饮

组成：生地黄 30g、丹皮 9g、赤芍 9g、黄芩 9g、知母 9g、生石膏 30g、桑白皮 9g、枇杷叶 9g、生甘草 6g。

功用：清肺胃经之热。

适应证：痤疮，玫瑰痤疮。症见多形性损害，色潮红，兼肺热、胃火症状，如口臭，食多，大便干燥，苔白舌红，脉浮数。

服法：水煎服，日一剂，早晚两次分服。

评按：方中生地黄、丹皮、赤芍凉血清热；黄芩、枇杷叶、桑白皮清肺热；知母、生石膏清胃热；生甘草清热解毒。本方对于脾胃积热、上蒸于肺的痤疮、玫瑰痤疮均有较好的疗效。

2. 枇杷清肺饮

组成：枇杷叶 9g、桑白皮 9g、黄连 6g、黄芩 9g、甘草 6g。

功用：清肺经热。

适应证：肺热之痤疮。症以炎性丘疹为主，色潮红，舌红苔白，脉浮数。

服法：水煎服，日一剂，早晚两次分服。

评按：方中枇杷叶、桑白皮、黄芩清肺热；黄连清心火；枇杷叶入肺胃二经，泻肺降火，和胃下气，既可清热泻肺、解毒消肿以治疗面部之红丘疹，又可清胃下气以和胃，是治疗粉刺、痤疮的代表性药物；桑白皮泻肺行水，使肺热从小便而出；甘草清热解毒。

3. 凉血四物汤

组成：生地黄 30g、当归 9g、川芎 6g、赤芍 9g、陈皮 9g、红花 9g、黄芩 9g、赤茯苓 9g、生甘草 6g。

功用：凉血清热，活血祛瘀。

适应证：痤疮，玫瑰痤疮。症见胃火熏肺，风寒外束，血瘀凝结，鼻准头及鼻两边先红后紫，久变为黑，舌黯红，可见紫斑，苔薄黄，脉数。

服法：水煎服，日一剂，早晚两次分服。

评按：前两方治在气分为主，本方则重在凉血活血，以生地黄滋阴凉血；当归、川芎、赤芍、红花活血破瘀；黄芩清上焦之热；佐以陈皮理气消肿；赤茯苓清热利湿；甘草清热解毒。适用于痤疮日久或玫瑰痤疮初期。

4. 消炎方（见"四、疖肿"）

适应证：疖肿，毛囊炎，脓疱病等。常见于痤疮，毛囊炎色红热重者，或红肿热痛，口燥咽干，便秘尿黄，舌红苔黄，脉数有力。

5. 归参丸

组成：当归 60g*、苦参 60g*。

功用：活血化瘀，清热除湿。

适应证：痤疮或面部脓疱。症见面生粉刺疙瘩或有脓疱，舌红苔黄腻，脉滑数。

服法：每日早晚各服一丸，温水送服。

评按：本方在《济阳纲目》中治酒渣鼻，认为其核心病机为血热入肺，原方用丸剂，以酒糊丸，如桐子大，每服七八十丸，食后热茶下。方中当归养血活血；苦参清热燥湿，配伍贝母则为当归贝母苦参丸，对于囊肿性痤疮有较好效果。

6. 乌鸡白凤丸（市售成药）

组成：乌鸡、鹿角胶、制鳖甲、煅牡蛎、桑螵蛸、人参、黄芪、当归、白芍、香附、天冬、甘草、生地黄、熟地黄、川芎、银柴胡、丹参、山药、芡实、鹿角霜。

功用：补气养血，调经止带。

适应证：气血两虚之痤疮。症见身体瘦弱，腰膝酸软，月经不调，崩漏带下，舌淡，脉弱。

服法：每日早晚各服一丸，温水送服。

评按：肝肾气血不足亦可生痤，阴虚则内热上浮，气血亏则精微不布。方中主药乌鸡、鹿角胶为血肉有情之品，补肾养血；人参、黄芪、山药益气健脾；当归、白芍、熟地黄、川芎即四物汤，补血养血活血；麦冬、生地黄、制鳖甲、银柴胡滋阴退热；丹参凉血活血；鹿角霜、桑螵蛸、煅牡蛎、芡实补阳益气；香附疏泄肝气，理血中之气，以防补之过急致气滞阴凝。

7. 大黄䗪虫丸

组成：熟大黄300g、土鳖虫（炒）30g、水蛭（制）60g、虻虫（去翅足，炒）45g、蛴螬（炒）45g、干漆（煅）30g、桃仁120g、苦杏仁（炒）120g、黄芩60g、地黄300g、白芍120g、甘草90g，上药研末，炼蜜和丸。

功用：活血破瘀，通经消癥瘕。

适应证：瘀血内停之痤疮。癥瘕，闭经，盆腔包块，子宫内膜异位症，继发性不孕症等。皮疹以结节、囊肿、瘢痕为主，舌黯，脉涩或沉细。

服法：每日早晚各服一丸，温水送服。

评按：方中大黄凉血清热，破积聚；䗪虫（土鳖虫）破瘀血，消肿块，通经脉；桃仁、干漆、水蛭、虻虫、蛴螬活血通络，消散积聚，攻逐瘀血；黄芩配大黄，清上泻下，共逐瘀热；桃仁配杏仁，降肺气，开大肠，与活血攻下药相配有利于祛瘀血；地黄、甘草、芍药滋阴凉血；黄芩、杏仁清宣肺气而解郁热。诸药合用，共奏祛瘀血、清瘀热、滋阴血、润燥结之效。该方特点是以通为补，祛瘀生新，缓中补虚。玫瑰痤疮的治疗中，常用此方治疗痤疮顽固久不愈者，病久多瘀、多虚，此方具有通瘀补虚之效，且多有虫类药，具有极强的消肿块的作用，可治疗玫瑰痤疮后期的鼻赘。

8. 海藻玉壶汤（《医宗金鉴》）

组成：海藻 9g、贝母 9g、陈皮 9g、昆布 9g、青皮 6g、川芎 6g、当归 9g、连翘 9g、半夏 9g、甘草节 6g、独活 9g、海带 9g。

功用：化痰软坚，理气散结。

适应证：瘿瘤初起。症见或肿或硬，或赤或不赤，但未破者。经加减化裁治疗日久痰瘀互结型痤疮。

服法：水煎服，日一剂，早晚两次分服。

评按：本方中海藻、海带、昆布化痰软坚，消瘿散结，为君药；配以半夏、贝母化痰散结；陈皮、青皮疏肝理气；川芎、当归辛散活血；独活通经活络；连翘清热解毒，消肿散结；甘草调和诸药。诸药配伍，共奏活血化瘀、软坚散结之功。

9. 八珍益母丸（市场成药）

组成：益母草、党参、炒白术、茯苓、甘草、当归、酒白芍、川芎、熟地黄。

功用：益气养血，活血调经。

适应证：气血两虚兼血瘀之月经不调。症见月经周期错后，行经量少，精神不振，肢体乏力。

服法：每日早晚各服一丸，温水送服。

评按：本方由八珍汤加益母草组成。方中党参补脾益气，熟地大补阴血，益母草活血祛瘀；白术、茯苓助党参补脾益气且祛湿；当归、白芍助熟地补血养心肝；川芎行气活血，使补而不滞；甘草益气调药。全方补气益血，活血祛瘀，为气血不足兼瘀血证常用方。

10. 外用方

毛囊炎外洗方一：王不留行 30g、透骨草 15g、苍耳子 30g、白矾 15g。

毛囊炎外洗方二：贯众 30g、王不留行 30g、明矾 15g。

【拾遗杂录】

朱老谓，临证若缺金银花，可以败酱草代之。

八、黄褐斑

黄褐斑是指颜面出现黄褐或淡黑色斑片，平摊于皮肤之上，抚之不碍手的一种皮肤病，因肝病患者多有之，又称"肝斑"，多对称分布于面颊部，形如蝴蝶，亦称"蝴蝶斑"，见于孕妇的也称"妊娠斑"。皮损表现为淡黄褐色、黯褐色或深咖啡色斑，深浅不定，斑片形状不一，或圆形，或条形，或呈蝴蝶形。典型皮疹位于颧骨的突出部和前额，亦可累及眉弓、眼周、鼻背等部位。中医称本病为鼾黑斑。

【临证心法】

本病与肝、脾、肾三脏相关甚密。肝气郁滞，日久化火，肝阴受损，血弱无华；或肾阴不足，水亏火旺，肾本色显露于外；或脾失健运，气血化生无源，不能上荣于面。临床常见肝郁气滞证，肝脾不和证，肝肾不足证，气滞血瘀证等。肝郁气滞证方选柴胡疏肝散化裁；肝脾不和证方选逍遥散化裁；劳伤脾土证方选苓桂术甘汤或四君子汤化裁；肾水不足证方选六味地黄丸化裁。

1. 疏肝解郁、养血健脾法

患者，女，黄褐斑，舌黯苔净，脉细弦。方用柴胡9g、茯苓皮9g、当归9g、赤芍9g、炒白术9g、炙甘草6g、红花9g。水煎服。

[注释]患者情志不畅，肝失疏泄，日久化火，肝阴受损，血弱无华，面生色斑。本案采用疏肝活血之法，方以逍遥散加减。方中柴胡疏肝解郁；当归、赤芍养血柔肝，助柴胡复肝顺达之性，兼制柴胡疏泄太过；木盛则土衰，白术、炙甘草、茯苓皮益气健脾，助气血化生之源，茯苓皮代替茯苓"以皮治皮"；无瘀不成斑，肝气不畅，气滞血瘀，脉络痹阻，面部肌肤失养而发斑，加以红花活血化瘀，通络消斑。诸药合用，可收肝脾并治、气血兼顾之效。

2. 培土制水法

患者，女，黄褐斑。方用茯苓皮9g*、泽泻9g*、冬瓜皮9g*、五加皮9g*、桑白皮9g*、大腹皮9g*、六一散9g*、陈皮9g*、猪苓9g*。

[注释] 太阴脾喜燥恶湿，脾运正常，则清气得升，气机调畅，血液周流，上荣于面，面色润泽。若湿邪困脾，运化失健，气血化生无源，输布乏力，土壅木郁，气血运行不畅，不足以濡养颜面肌肤，则生黄褐斑，其斑色多萎黄，如尘覆面。本案采用培土制水之法，方以五皮饮合五苓散加减。方中茯苓皮健脾利湿；大腹皮、陈皮行气消胀，利水化浊；桑白皮肃肺降气，通调水道；泽泻、猪苓淡渗利湿；冬瓜皮、六一散清热利湿；五加皮利水除湿，补益肝肾，活血祛瘀。泻水之中，仍寓调补之意。皆用皮者，水溢皮肤，以皮行皮。全方共收健脾理气、利水消肿之功。

【方药传真】

1. 黄褐斑经验方一

组成：柴胡 9g*、桂枝 12g*、茯苓 9g*、白术 9g*、冬瓜皮 9g*、泽兰 9g*、细辛 6g*、白芷 6g*、生薏苡仁 9g*。

功用：疏肝行气，健脾利湿。

适应证：口服避孕药引起黄褐斑者。

服法：水煎服，日一剂，早晚两次分服。

评按：此方为柴桂剂与苓桂术甘汤合方化裁。方中柴胡疏肝行气，泽兰芳香疏利，兼悦肝脾；茯苓、生薏苡仁、冬瓜皮淡渗脾湿；桂枝温振脾阳；白术运脾益气；白芷芳香走散，上行于头面而行药势，直达病所；全方共奏疏肝行气，健脾利湿之效。

2. 黄褐斑经验方二

组成：苍术 9g*、陈皮 9g*、茯苓皮 9g*、归尾 12g*、桂枝 9g*、冬瓜皮 9g*、泽泻 9g*、大腹皮 9g*。

功用：健脾利水。

适应证：怀孕后出现黄褐斑者。

服法：水煎服，日一剂，早晚两次分服。

评按：黄褐斑虽发于面部，但与脏腑功能失调关系密切。妊娠时期，因气血大部汇于子宫营养胞胎，故气血转输和布散失常，湿浊壅于诸脏，久之湿、瘀等有形之邪盘聚，使气血不能上荣面部而致斑。本方苍术、陈皮健脾利湿；茯苓皮、冬瓜皮、大腹皮以皮治皮，利水祛湿；桂枝温阳通络化气；泽泻利水渗湿。诸药合用，共奏健脾除湿之功。

【拾遗杂录】

对于黄褐斑从健脾利湿论治无效者，可考虑从肝气郁滞论治，常用加味逍遥丸或越鞠丸（苍术、香附、川芎、神曲、栀子）行气开郁，治肝郁气滞，脾胃不调。

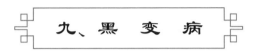

九、黑 变 病

黑变病是一种色素障碍性皮肤病。多见于面颈等露出部位，或在胸、颈、腋窝、脐、腹股沟等处，出现点片状褐色斑，初起可发红，以后渐呈黯褐色，可融合成片，境界不清，无明显自觉症状。此病与中医学"黧黮""面尘"描述相近。

【临证心法】

肌肤出现黧黑色斑，与脏腑病机、肝肾两经有关。一则由于肝气瘀滞，郁久化火，肝阴受损，血弱无华；一则由于肾阴不足，水亏火旺，肾之本色显露于外，而出现黧黑斑。临床上可分三型论治：肝郁气滞证，治宜疏肝理气，活血消斑，予逍遥散化裁；命火虚衰证，治宜温肾助阳，引火归原，予金匮肾气丸或右归饮化裁；肾水不足证，治宜滋阴补肾，降火清黧，予六味地黄丸化裁。

1. 疏肝理气、养血活血法

患者，女，黑变病，伴痒感，舌尖红，舌有瘀斑，易生气，气短。以柴胡 9g*、小蓟 9g*、黄芩 9g*、茯苓 9g*、赤芍 9g*、红花 9g*、莪术 9g*、陈皮 9g*、羌活 9g*、防风 9g*、丹参 9g*、炒白术 9g*。有效。

[注释] 本案由于情志不舒，肝气郁结，气血瘀滞，外加风邪外扰，循经上犯，风邪与瘀血搏结面上，肌肤失养。治宜疏肝理气、活血散风之法，予柴胡疏肝散加减。柴胡苦平，入肝胆经，透解邪热，疏达肝气；赤芍、红花、莪术、丹参活血化瘀；白术、陈皮健脾理气，助气血化生之源；羌活、防风息风止痒；小蓟清肝凉血。

2. 滋阴降火法

患者，女，面部黑变病 3 年，脉弦细，舌红苔净。以生熟地各 60g、知母 30g、黄柏 60g、山药 60g、茯苓 60g、泽泻 60g、丹皮 60g、龟甲 30g，研成蜜丸，日服 2 丸。

[注释] 本案为肾阴不足，水亏火旺，虚火上炎，肾色外露。治宜滋阴降火，方用知柏地黄丸滋阴降火，龟甲滋阴潜阳，清热除蒸。

【方药传真】

1. 柴胡疏肝散

组成：陈皮 6g、柴胡 6g、川芎 5g、香附 5g、麸炒枳壳 5g、白芍 5g、炙甘草 3g。

功用：疏肝理气。

适应证：肝气郁滞之黑变病。症见褐色斑片，痒，胁肋疼痛，可见胸闷喜太息，情志抑郁易怒，或嗳气，脘腹胀满，脉弦。

服法：水煎服，日一剂，早晚两次分服。

评按：方中柴胡辛苦凉，主入肝胆经，功擅条达肝气而舒郁结，用为君药。香附辛苦而微温，专入肝经，长于疏肝理气；川芎味辛气雄，主入肝胆，能疏肝开郁，行气活血，止胁痛，二药相合，共助柴胡以解肝经之郁滞，增行气活血止痛之效，同为臣药；陈皮、枳壳理气行滞调中；白芍、甘草养血柔肝，缓急止痛，俱为佐药；甘草调和药性，兼作使药。诸药相合，共奏疏肝解郁、行气止痛之功，肝气得舒，肝血得充，则色华得复。

2. 知柏地黄丸

组成：熟地黄 24g、山萸肉 12g、干山药 12g、泽泻 9g、牡丹皮 9g、茯苓 9g、知母（盐炒）6g、黄柏（盐炒）6g。

制法：上为细末，炼蜜为丸，如梧桐子大。

适应证：阴虚火旺之黑变病。症见潮热盗汗，口干咽痛，耳鸣遗精，小便短赤，舌红少苔，脉数。

服法：每日早晚各服一丸，温水送服。

评按：熟地黄味甘纯阴，主入肾经，长于滋阴补肾，填精益髓；山萸肉滋补肝肾，秘涩精气；山药健脾补虚；肾为水脏，肾元虚羸每致水浊内停，故又以泽泻泄湿浊，并防熟地黄之滋腻恋邪；阴虚阳失所制，故以牡丹皮清泄相火，并制山茱萸之温；茯苓淡渗脾湿，既助泽泻以泄肾浊，又助山药之健运以充养后天之本。再加上知母与黄柏，加强了在滋肾阴基础上清利三焦之火、泻三焦湿热的作用，肾水充则肾之本色得藏。

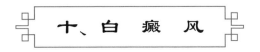

十、白癜风

白癜风是一种以皮肤出现局限性白色斑片，境界清楚，边缘呈深褐色，中央可有岛状褐色斑点，逐渐蔓延扩大为主要临床表现的皮肤病。是一种获得性皮肤色素脱失病。中医亦称本病为白癜风，又称为白驳风、白癜等。

【临证心法】

本病多由感受风邪、跌仆损伤、情志内伤、亡血失精等而致气血失和，瘀血阻络，体肤失养，酿成本病。临床常见气血不和证，肝肾不足证，瘀血阻滞证。气血不和证治宜调和气血，祛风通络，方选 708 方（见下文）化裁；肝肾不足证治宜滋补肝肾，养血祛风，方选一贯煎加女贞子、覆盆子、防风；瘀血阻滞证治宜活血化瘀，疏通经络，方选通窍活血汤。

1. 滋补肝肾、调和气血法

患者，女，前额白癜风，以生熟地各 90g、黑芝麻 90g、何首乌 60g、茜草 60g、姜黄 60g、当归 60g、白鲜皮 90g，研磨蜜丸（9g）。日 3 丸。

[注释] 本方为 708 基本方加减，以滋补肝肾、调和气血为法，配合凉血药物，效佳。伴有失眠患者常以丹参养血清心。

2. 凉血活血法

患者，白癜风。服用 708 方无效者，以紫草 90g、茜草 90g、姜黄 60g、赤芍 60g，水泛丸，日 2 丸，服之有效。

[注释] 本方为 712 基本方，因滋补肝肾效果不显，考虑从血分论治，以凉血活血为法，效佳。

3. 疏风和血法

患者，男，60 岁，面部白癜风 10 年，尚患慢性肝炎，腹泻。服下方 30 余剂，药用荆芥 9g、防风 9g、白芷 12g、浮萍 12g、白附子 12g、紫草

9g、麻黄 15g、桂枝 3g、茯苓 9g、当归 12g。面部已有色素出现，肝区痛亦减轻，腹泻止，夏日感冒亦少犯。

[注释]《医宗金鉴》云："白驳风生面颈间，风邪相搏白点斑。"提示本病发病与风邪侵袭、气血失和有关。本案亦患慢性肝炎，肝为风木之脏，风气通于肝，风药味薄气轻，辛散升浮，同气相求，可入肝经，疏达肝气，彰显肝木升发之象。故此方从疏风散邪、调和气血入手。

【方药传真】

1. 708 方

组成：生熟地各 60g、黑芝麻 60g、当归 60g、白鲜皮 30g、茜草 30g、姜黄 30g、紫草 30g、何首乌 60g。

制法：上药共研细末，炼蜜或水泛为丸。

功用：补益肝肾，调和气血。

适应证：肝肾不足、气血不调之白癜风。见于稳定期，无固定好发部位，可局限或泛发，白斑固定，境界清楚，脱色明显，白斑内毛发多变白，白斑边缘皮肤色黯，病程长，症见面色无华，头晕耳鸣，腰膝酸软，舌胖大有齿痕，苔薄，脉细弱。

服法：一日三次。每次一丸，温水送服。

评按：方中生熟地滋补肝肾为君，黑芝麻、何首乌补肝肾、乌须黑发，与生熟地配伍有以黑制白之功，如《本草新编》云："世人久服而不变白者，正坐此耳，非首乌之不黑须鬓也。"当归养血和血；白鲜皮清热祛风；茜草、姜黄、紫草凉血活血。诸药配伍，气血兼顾，肝肾同调，补中有行，适用于肝肾不足、风热内蕴的白癜风患者。

2. 712 方

组成：紫草 90g、茜草 90g、姜黄 60g、赤芍 60g。

制法：上药共研细末，水泛为丸。

功用：清热凉血。

适应证：血热内蕴之白癜风。见于急性期，起病急，白斑粉红，不断增多，并向周围皮肤移行扩大，境界模糊不清，多分布于额、面、鼻、口唇等。症见局部皮肤可有微痒，同时兼见情绪烦躁，口干，溲赤，舌红，苔薄黄，脉细数。

服法：每日早晚各服一丸，温水送服。

评按：方中紫草、茜草、赤芍凉血活血，解血分之热毒；血热之所以内蕴，关键在于气机郁滞，郁热外出不畅。欲使郁热得以透达，须展布气机。姜黄气辛味苦性寒，善行气活血，气机畅达，更助前药清血分郁热。

3. 黑芝麻

黑芝麻味甘性平，功善滋补肝肾、益血润肠，含有大量脂肪、蛋白质、维生素 A、维生素 E，有健胃、保肝，促进红细胞增长，促进酪氨酸酶表达，提升黑色素合成量等作用，是白癜风病症的常用药物，古方桑麻丸用以治疗脱发、须发早白，即为桑椹与黑芝麻配伍。

【拾遗杂录】

1. 0.2%~0.4% 麝香注射液治白癜风。
2. 丹参注射液穴位注射治疗白癜风。

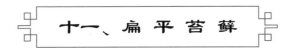

十一、扁平苔藓

扁平苔藓是一种原因不明的炎症性皮肤病。以紫红色多角形扁平丘疹、剧烈瘙痒为特征，病程缓慢，常合并口腔黏膜损害。与中医学文献中记载的"紫癜风""乌癞风"类似。

【临证心法】

本病多因素体湿热内蕴或肝肾不足，复外感风邪所致。病机多为风湿热内蕴，郁久化毒，阻滞肌肤，致气滞血瘀；或因肝肾阴虚，虚火上炎，皮疹发于口腔、唇等部位。治法先以搜风燥湿、清热解毒为主，待皮损趋退后再治以活血祛风。常用乌蛇方、消风散、六味地黄丸化裁。

1. 搜风清热法

患者，男，全身扁平苔藓 20 余年。方用乌梢蛇 9g*、金银花 9g*、连翘 9g*、丹皮 9g*、赤芍 9g*、白鲜皮 9g*、尾连 6g*、黄芩 9g*、天花粉 9g*、生甘草 6g*。服之后有效。

[**注释**] 本方为乌蛇方加减，以乌梢蛇为主药搜剔风邪，因病程日久，邪已深入营血，去方中荆芥、防风、羌活、蝉蜕、白芷，加丹皮、赤芍清营凉血，天花粉清热护津。

2. 搜风活血法

患者，男，四肢散在扁平苔藓 10 年，现症见四肢、后项扁平苔藓播散痒剧。曾服乌蛇方 50 剂未效，后改服搜风活血丸药效佳，方用乌梢蛇 30g、桃仁 30g、红花 30g、赤芍 60g、黄芩 30g、青蒿 30g、当归 60g、连翘 60g、甘草 15g。制蜜丸，每丸 9g，日 2 丸。

[**注释**] 患者曾长期服用乌蛇方无效，故改用搜风活血法。以乌梢蛇为主药搜风化毒；重用桃仁、红花、赤芍、当归活血凉血；青蒿滋阴降火；黄芩、连翘、甘草清热解毒。本方改用丸剂以延长药效，减少不良反应，顾护脾胃，服后效佳。

【方药传真】

1. 乌蛇驱风汤（乌蛇方）

组成：乌梢蛇 9g、蝉蜕 6g、荆芥 9g、防风 9g、羌活 9g、白芷 6g、黄连 6g、黄芩 9g、金银花 9g、连翘 9g、甘草 6g。

功用：搜风清热，败毒止痒。

适应证：风湿热毒内蕴之扁平苔藓。起病迅速，症见丘疹颜色鲜红，稍有水肿。可泛发全身，伴有恶寒发热、头痛、关节酸痛，痒感明显。舌质红，苔薄白，脉浮数。

服法：水煎服，日一剂，早晚两次分服。

评按：方中以乌梢蛇、蝉蜕两味虫类药为主药，功善搜剔入里之风邪，其中乌梢蛇味甘性平，《本草纲目》中记载其治皮肤不仁、风疹瘙痒、疥癣、皮肤生癞等诸风顽癣；蝉蜕具有疏风散热、透疹止痒、解痉消肿等功效，可治皮肤疮疡风热；佐以荆芥、防风、羌活、白芷以祛风透邪止痒；辅以黄芩、黄连、金银花、连翘清热解毒；甘草既可解毒又可调和诸药。由于扁平苔藓皮损肥厚呈苔藓化，朱老认为此时应用虫类药可以搜剔伏隐之邪，配以辛散的祛风解表药物引邪外出，辅以清热解毒的药物以祛久郁之毒。对发于口腔内的扁平苔藓，朱老仍以乌蛇方主之，通常待皮损颜色渐退后，加用桃仁、红花、茜草等药以活血消风。

2. 乌梢蛇

乌梢蛇性走窜，能搜风邪，利关节，通经络，善于祛风止痒，与蝉蜕、荆芥、防风等配伍，如乌蛇驱风汤，可治皮肤瘙痒、顽癣等。

【拾遗杂录】

对于色素性扁平苔藓，无痒感，仅可见色素斑，常配以活血化瘀之药，如桃仁、红花、归尾、丹参等。

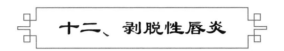

十二、剥脱性唇炎

剥脱性唇炎是唇黏膜的一种慢性浅表性炎症，临床上以局部红肿痒痛、干燥开裂、溃烂流黄水、反复脱屑为特征，多发生于下唇部。与中医学文献记载中的"唇风""唇湿""驴嘴风""紧唇"相似。

【临证心法】

脾开窍于口，其华在唇，脾气健运则口唇红润光泽，脾经湿热内蕴，郁久化火，伤阴化燥，症见唇干，皲裂，迭起皮屑。唇炎可分为虚实两证。实证可见唇部糜烂，渗液潮红，舌质红，苔黄腻，便干，为脾胃积热，方用清脾饮或用二陈汤加黄芩、黄连。虚证可见唇部干燥脱屑，反复长期不愈，苔少甚至光剥，脉细无力，为阴虚血燥，方用甘露饮加减。

养阴润燥法

例一：患者，女，下唇唇炎，现症见结痂，浮肿，干痛，脉细弦，舌淡苔净。治以养阴生津润燥之法，药用生地黄 30g*、玄参 12g*、麦冬 9g*、玉竹 9g*、石斛 9g*、当归 12g*、马尾连 6g*、淡竹叶 9g*、蚤休 9g*。

二诊：改用养阴清肺丸，日服 2 丸。

三诊：方用清燥救肺汤，以滋阴润燥为法，药用生地黄 30g*、熟地黄 30g*、枇杷叶 9g*、炙甘草 6g*、阿胶 6g*、黑芝麻 12g*、桑叶 9g*、玄参 12g*、丹参 9g*。

[注释] 初诊方为益胃汤合四妙勇安汤加减，有滋阴清热、活血止痛的作用。二诊改用养阴清肺丸，由地黄、麦冬、玄参、川贝母、白芍、牡丹皮、

薄荷和甘草组成，具有养阴润燥的作用。三诊改用清燥救肺汤，用于温燥伤肺、气阴两伤证，具有清燥润肺、养阴益气的功效。

例二：患者，女性，成年，现症见舌淡苔净。朱老认为患者系血热伤阴，非湿热引起，治以润燥为法，方用清燥救肺汤加减，以沙参 9g*、麦冬 9g*、石斛 9g*、桑叶 9g*、枇杷叶 9g*、杏仁 6g*、丹参 9g*、炙甘草 6g*。

[注释] 清燥救肺汤原方为桑叶、石膏、甘草、胡麻仁、阿胶、枇杷叶、人参、麦冬、杏仁。将人参改为沙参，取其养阴清热之功；加石斛益胃生津，滋阴清热；内热久郁，气滞血瘀，以丹参活血化瘀，助清血分之热。

例三：患者，女性，成年，剥脱性唇炎 9 个月，现症见舌淡苔净。朱老认为患者系外感湿热引起的血虚阴伤，治以润燥为法，方用清燥救肺汤加减，以沙参 9g*、麦冬 9g*、石斛 9g*、桑叶 9g*、枇杷叶 9g*、杏仁 6g*、丹参 9g*、炙甘草 6g*。

[注释] 此方与前案所用方相同。例二医案为血热伤阴，非湿热引起，治以养阴润燥，例三为外感湿热引起血虚阴伤，急则治其标，仍先以润燥之法治其阴伤，再据患者湿热偏颇清热或利湿。

【方药传真】

1. 养阴清肺丸

组成：地黄 200g*、麦冬 120g*、玄参 160g*、川贝母 80g*、白芍 80g*、牡丹皮 80g*、薄荷 50g*、甘草 40g*。

功用：养阴清肺。

适应证：燥伤肺阴证之唇风。

服法：一日两丸。

评按：本方出自《重楼玉钥》，原为白喉而设，后世用于肺阴虚燥咳，治当养阴润燥，清肺利咽。朱老用于剥脱性唇炎，取其养阴润燥之功。方中重用生地黄甘寒入肾，滋阴壮水，清热凉血；白芍敛阴和营泄热；贝母清热润肺；少量薄荷辛凉散邪，清热利咽。生甘草清热，调和诸药。全方共奏养阴清肺之功。

2. 清燥救肺汤

组成：桑叶 9g*、石膏 7.5g*、甘草 3g*、胡麻仁 3g*、阿胶 2.5g*、枇杷叶 3g*、人参 2g*、麦冬 3.5g*、杏仁 2g*。

功用：清燥润肺，益气养阴。

适应证：燥邪伤肺、气阴两伤之唇风。好发于下唇，症见干燥，皲裂，脱屑，灼热感和痛感，伴头痛身热，咽喉干燥，鼻燥，心烦口渴，舌干少苔，脉虚大而数。

服法：水煎服，日一剂，早晚两次分服。

评按：本方原用于温燥伤肺之重证，治当清宣润肺，养阴益气。朱老将其用于剥脱性唇炎，取其有清热除燥、益气养阴之功。方中桑叶质轻性寒，轻宣肺燥，透邪外出，为君药；温燥犯肺，故以石膏清泻肺热；麦冬甘寒，养阴润肺且不妨桑叶之宣散；甘草与人参配伍以培土生金；胡麻仁、阿胶助麦冬养阴润肺；杏仁、枇杷叶降肺气。诸药合用共奏清宣润肺、养阴益气之功。

3. 清脾饮

组成：厚朴 12g*、白术 12g*、青皮 9g*、草果 6g*、柴胡 9g*、茯苓 9g*、黄芩 9g*、半夏 9g*、甘草 9g*。

功用：疏解气机，运化痰湿。

适应证：湿热蕴脾之唇风。症见下唇肿胀稍红，表面污褐色痂皮或层层剥脱，轻度炎症，唇干，皲裂，迭起皮屑，口干，舌质红，苔薄黄。

服法：水煎服，日一剂，早晚两次分服。

评按：本方出自《删补名医方论》，功擅和解运化，从少阳和解法也，是方以小柴胡四君二汤合剂，清少阳而顾及脾，故名曰清脾也。脾经湿热内蕴，郁久化火，伤阴化燥，症见唇干，皲裂，迭起皮屑。本方以柴胡汤和解少阳郁热；以白术、茯苓健脾助运；配伍半夏则有二陈之意，可燥湿化痰；以草果、厚朴下气除满，以消胃中积热；加青皮理气。方名言清脾，实则为疏解气机、运化痰湿治本之法。

4. 甘露饮

组成：生地黄 15g、熟地黄 15g、茵陈 9g、黄芩 9g、枳壳 6g、枇杷叶 9g、石斛 9g、炙甘草 6g、天冬 12g、麦冬 12g。

功用：清热养阴，行气利湿。

适应证：湿热蕴胃之唇风，症见口臭喉疮，齿龈宣露及吐衄齿血，大便不调，小便黄涩，舌红苔黄腻，脉滑数。

服法：水煎服，日一剂，早晚两次分服；或食后临卧时温服。

评按：本方出自《太平惠民和剂局方》，本用于治疗因胃肠湿热久蒸损伤胃阴。朱老认为肠胃湿热蕴蒸，伤阴恋邪，邪气上攻则生唇风，故用生熟地、天麦冬、甘草、石斛补益胃阴兼清虚热；茵陈、黄芩苦寒清热去湿；配枇杷叶、枳壳降气，清上蒸湿热。诸药配伍，共奏清热养阴、行气利湿之效。

5. 沙参

沙参又分为北沙参、南沙参，均具有补肺、胃之阴津的作用，但南沙参兼能化痰，北沙参长于补阴，其鲜品沙参生津之力强。皮肤科多用北沙参，配伍生地、玄参、麦冬、石斛等养阴增液，如增液解毒汤，治疗热毒耗营伤阴之剥脱性皮炎、红皮症。

6. 麦冬

麦冬甘寒养阴，入肺经，善于养肺阴，清肺热，适用于阴虚肺燥有热之鼻燥咽干，干咳痰少，咯血，咽痛喑哑或剥脱性唇炎等症，常与桑叶、杏仁、阿胶等清肺润燥之品配伍，如清燥救肺汤。

7. 石斛

石斛甘而微寒，入胃经，长于滋养胃阴，生津止渴，兼能清胃热。配伍生地、玄参、麦冬、金银花、连翘等，可清热养阴，治疗剥脱性皮炎、红皮病等热盛伤阴者，如增液解毒汤。还可用治疗疮、瘰疬、痈疽肿毒、肺痈、喉风等症，常与解毒药同用，并可外用消肿。

【拾遗杂录】

若患口角炎，取青白散 15g 以香油调擦。

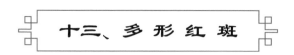

十三、多形红斑

多形红斑是一种以红斑为典型症状的急性炎症性皮肤病，常伴发黏膜损害，皮损形态呈多形性，可有红斑、丘疹、斑丘疹、水疱、大疱和风团等，典型的皮损常为紫红色斑，中心有水疱略凹陷，呈虹膜样，好对称发于手足背及四肢伸侧，重者可波及全身，临床上将此病分为红斑-丘疹型、水疱-大疱型、重症型。中医称本病为猫眼疮、雁疮。

【临证心法】

本病多由血热内盛，外感风邪，风热相搏，外淫皮肤；或阳气不振，寒邪外束，气血凝聚，郁于肌肤；或内有蕴湿，毒热与湿热搏结、浸淫，而起疱疹；或因饮食不节，食入禁忌而诱发。

1. 凉血活血、疏风清热法

例一：患者，小儿，面部多形红斑，现症见无痒感，纳差，舌尖红。方用生地黄 15g、丹皮 6g、赤芍 6g、金银花 6g、连翘 6g、生甘草 3g、升麻 3g、荆芥 6g、蝉蜕 3g。

[注释] 本方以皮炎汤为基础进行加减，方中生地黄、丹皮、赤芍清热凉血；金银花、连翘、生甘草清热解毒；少量升麻、荆芥、蝉蜕疏散风热，解表透疹。本方对外疏散风热，对内清营凉血。

例二：患者，女性，多形红斑，现症见咽痛，舌质淡红，脉沉缓。方用生地黄 12g、丹皮 12g、生侧柏叶 12g、生槐花 15g、赤芍 9g、红花 12g、丹参 12g、青皮 6g、马勃 9g、桔梗 9g。

[注释] 方用生地黄、丹皮、赤芍、生槐花、侧柏叶凉血清热；红花、丹参活血化瘀；马勃、桔梗清热利咽。

例三：患者，面部红斑，现症见面部灼热感。治以凉血活血法，方用生地黄 24g、生槐花 15g、白茅根 15g、紫草 15g、丹参 12g、赤芍 15g、红花 12g、青皮 9g、川芎 6g、生侧柏叶 12g。

例四：患者，女性，成年，面部多形红斑，现症见舌淡，脉弦细，证属风热。方用升麻 6g、羌活 3g、荆芥 6g、防风 6g、丹皮 6g、赤芍 9g、连翘 9g、生甘草 6g、石膏 30g。

[注释] 本方为升麻消毒饮加减。升麻、羌活、荆芥、防风疏散风邪；丹皮、赤芍凉血活血；连翘、生甘草清热解毒；石膏清热解肌热。

例五：患者，女性，15 岁，现症见双手背部红斑，瘙痒 2 周，舌红，苔薄白，脉细弦。治以凉血活血法，方用生地黄 18g、丹皮 9g、生槐花 12g、生侧柏叶 9g、赤芍 6g、丹参 9g、红花 9g、青皮 6g。

2. 清热利湿、凉血消风法

例一：患者，男性，成年，多形红斑，现症见手背、颈部红斑疱疹，便干，尿黄，舌尖红，舌尖溃疡，苔白腻，脉弦滑。方用生地黄 30g*、丹皮

9g*、赤芍 9g*、升麻 6g*、金银花 9g*、连翘 9g*、竹叶 9g*、甘草 6g*、茯苓 9g*。

例二：患者，女性，成年，手背大疱型多形红斑，现症见口腔糜烂，大便干，舌红苔薄白，脉细滑。原用红斑方，现加茯苓 12g、泽泻 9g。

例三：患者，多形红斑，原躯干四肢疱疹已消，现症见舌体和颊黏膜溃烂，口干，苔黄腻燥，脉沉细数。治以清解利湿法，方用普济消毒饮加减，以尾连 9g、条芩 9g、炒牛蒡 9g、山豆根 9g、马勃 9g、射干 9g、玄参 12g、桔梗 6g、麦冬 9g、淡竹叶 9g。口腔溃疡外用锡类散。

例四：患者，男性，成年，现症见手背、颈红斑疱疹，便干，尿黄，舌质红（舌尖溃疡），苔白腻，脉弦滑。方用生地黄、丹皮、赤芍、升麻、金银花、连翘、甘草、淡竹叶、赤茯苓各 9g。

二诊：上方无效，改清热解毒法，方用紫花地丁 30g、野菊花 15g、蚤休 15g、三颗针 15g、连翘 9g、生甘草 9g、黄芩 6g、丹皮 15g、赤芍 15g、蒲公英 30g。

[注释] 朱老治疗水疱 - 大疱型多形红斑多用清热利湿、凉血解毒之法，常以红斑方底方进行加减。常用生地、丹皮、赤芍清营凉血；升麻、金银花、连翘、甘草清热解毒；竹叶轻清风热；茯苓、泽泻健脾祛湿。热重于湿者，常用清热解毒法，方用普济消毒饮加减。热毒盛者加蒲公英、紫花地丁、野菊花、蚤休；咽痛者加山豆根、马勃、射干凉血利咽。

3. 养阴清肺法

患者，女性，成年，现症见双手进行性红斑，伴有角化，舌红起刺，苔薄白，脉细滑。方用养阴清肺丸或清燥救肺丸加减，以沙参 90g、麦冬 90g、枇杷叶 30g、杏仁 60g、桑叶 30g、生地黄 60g、熟地黄 60g、玄参 60g、黑芝麻 60g。丸剂。

[注释] 生地黄、麦冬、玄参取自增液汤，增液润燥之用；枇杷叶、桑叶清解肺热；北沙参养阴清肺；杏仁通降肺气；熟地黄、黑芝麻养血润燥。丸剂效缓，可长期食用。

4. 凉血止血、清热解毒法

患者，男性，成年，出血性多形红斑，现症见皮损潮红，压不退色，自觉皮损发热，诉胀感，舌紫黯，苔薄黄，脉弦细滑。方用生地黄 30g*、丹皮

9g*、赤芍 9g*、紫草 9g*、丹参 9g*、侧柏叶 9g*、红花 9g*、茜草 6g*、蒲黄 9g*、生石膏 30g、甘草 9g。

[注释] 本方在清热凉血基础上重用生石膏清热，侧柏叶、茜草、蒲黄凉血止血。

5. 湿敷法

患者，女性，成年，面部、手背多形红斑 10 余年，现自觉瘙痒，大便不干，舌淡，苔黄。治以清热活血通络法，方用赤芍 9g、当归 12g、桂枝 6g、赤小豆 15g、连翘 9g、生甘草 6g。湿敷，日 1 次。

[注释] 当归、赤芍活血和营；桂枝温通经络；赤小豆利水消肿；连翘、生甘草清热解毒。

【方药传真】

1. 皮炎汤

组成：生地黄 30g*、丹皮 9g*、赤芍 9g*、金银花 9g*、连翘 9g*、生甘草 6g*、知母 9g*、生石膏 30g*、竹叶 9g*。

功用：清营凉血，泄热解毒。

适应证：用于药物性皮炎、脂溢性皮炎、日光性皮炎、神经性皮炎、多形红斑、红皮病等皮肤发斑疾病。症见红斑鲜红，丘疹、水疱较多，肌肤灼热，口干，便秘，溲赤，舌质红，苔薄黄，脉滑数。

服法：水煎服，日一剂，早晚两次分服。

评按：皮炎汤是由犀角地黄汤、白虎汤增减而成，方中生地黄、丹皮、赤芍清营凉血；知母、生石膏清热解肌；竹叶轻清风热；金银花、连翘、生甘草重在解毒。全方用药精良，兼顾卫、气、营、血。

2. 普济消毒饮（见"六、丹毒"）

适应证：多形红斑，丹毒，痄腮等。症除全身皮疹外，口腔、阴部黏膜亦可广泛累及，可见红斑，大疱，糜烂，出血，结痂，伴有恶寒发热，咽喉不利，舌燥口渴，舌红苔黄，脉浮数有力。

3. 升麻消毒饮

组成：升麻 9g*、防风 6g*、羌活 9g*、白芷 6g*、牛蒡子 9g*、归尾 9g*、赤芍 9g*、红花 9g*、金银花 9g*、连翘 9g*、生甘草 6g*。

功用：清热解毒，活血消风。

适应证：多形红斑，湿疹，脓疱疮。症见红斑，痒，脉细弦，舌红，苔薄白。

服法：水煎服，日一剂，早晚两次分服。

评按：升麻、防风、羌活、白芷、牛蒡子散风；归尾、赤芍、红花活血；金银花、连翘、甘草解毒。

4. 清燥救肺丸

组成：桑叶 9g*、石膏 7.5g*、甘草 3g*、胡麻仁 3g*、阿胶 2.5g*、枇杷叶 3g*、人参 2g*、麦冬 3.5g*、杏仁 2g*。

功用：清燥润肺，养阴益气。

适应证：肺燥气阴两伤证之多形红斑。症见红斑，伴有角化，舌红起刺，兼头痛身热，咽喉干燥，鼻燥，心烦口渴，舌干少苔，脉细滑。

服法：水煎服，日一剂，早晚两次分服。

评按：全方宣、清、润、降四法并用，气阴双补，且宣散不耗气，清热不伤中，滋润不腻膈。

5. 红斑方

组成：升麻 9g、防风 6g、牛蒡子 9g、羌活 9g、白芷 6g、归尾 9g、赤芍 9g、红花 9g、金银花 9g、连翘 9g、生甘草 6g。

功用：清热解毒，活血消风。

适应证：多形红斑，湿疹，脓疱疮。

服法：水煎服，日一剂，早晚两次分服。

评按：升麻、防风、羌活、白芷、牛蒡子疏散风邪；归尾、赤芍、红花活血化瘀；金银花、连翘、甘草清热解毒。

6. 增液解毒汤

组成：生地黄 30g、玄参 12g、麦冬 9g、石斛 9g（先煎）、沙参 9g、丹参 9g、赤芍 9g、天花粉 9g、金银花 15g、连翘 9g、炙鳖甲 9g、炙龟甲 9g、生甘草 6g。

功用：养阴增液，清热解毒。

适应证：剥脱性皮炎，红皮症。用于皮肤剥脱、潮红等。

服法：水煎服，日一剂，早晚两次分服。

评按：生地黄、玄参、麦冬、石斛、天花粉、沙参养阴增液；鳖甲、龟甲滋阴潜阳；丹参、赤芍凉血活血；金银花、连翘、甘草清热解毒。

7. 养阴清肺丸（见"十二、剥脱性唇炎"）

适应证：肺阴不足、热毒偏盛之多形红斑。症见红斑，伴有角化，舌红起刺，兼头痛身热，咽喉干燥，鼻燥，心烦口渴，舌干少苔，脉细滑。

8. 生地黄

疮疡皮肤病为血热所致者颇多，故用生地黄以凉血清热。热与营血搏结，血遇热失度而妄行，或邪热煎熬营血而滞涩。故重用生地黄，同时配用丹皮、赤芍，既加强凉血清热作用，又活血散血，以防火热煎熬所致营血瘀滞，此取叶天士热入血分，恐耗血动血，直须凉血散血之意也。由心经火旺、血热生风而引起的皮肤瘙痒症、皮肤划痕症等病，每以《金鉴》消风散化裁治之。朱老常加大生地黄的用量，以增强凉血清热作用。据有关文献记载，生地黄尚有润泽肌肤、去诸湿热（《医学启源》），内专凉血滋阴、外润皮肤荣泽（《本经逢原》）等功能，所以也用以与相应药物配伍，治疗湿疹、银屑病以及剥脱性皮炎等病。如：内中药毒重症由毒热内炽、伤阴耗血、肌肤失养而引起的剥脱性皮炎，银屑病由外用药物不当而引起的红皮症，以及皮肤层层剥脱或皮肤大片潮红、层层脱屑等。此皆系血热生风、风燥伤阴之证。自拟增液解毒汤治之，方中亦重用生地黄，并与玄参、麦冬、天花粉、石斛、沙参等药配伍，此处生地黄的作用在于滋阴润燥。

9. 升麻

升麻辛甘微寒，性能升散，有发表退热透疹之功，性寒又能清热解毒。治疗热毒疮疡及皮肤瘙痒之症，可与金银花、连翘、蒲公英等配伍；治疗阳毒发斑，常与生石膏、大青叶、紫草等同用。发表透疹、清热解毒宜生用，升阳举陷宜蜜炙用。

【拾遗杂录】

1. 多形红斑，兼关节痛者，色紫者偏瘀，色红者偏热，治以凉血活血为法，方用红斑方加桑枝。

2. 多形红斑，若冬季发病属风寒型，用当归四逆汤；夏季发病属风热型，用升麻消毒饮；若舌苔黄腻，用龙胆泻肝汤；若多形红斑兼胃溃疡，则服除湿胃苓汤加丹皮、赤芍、丹参；若兼关节痛加桑枝。

3. 手背多形红斑可用贯众15g、黄柏15g，水煎湿敷。外用青白散。

十四、汗疱疹

汗疱疹是一种发生在手掌、足跖部的水疱性皮肤病。可见表皮深处的小水疱，米粒大小，呈半球型，略高出皮面，无炎症反应，分散或成群发生于手掌、手指侧面及指端，常对称分布。有不同程度的瘙痒、灼痛感。水疱一般不自行破裂，干涸后脱皮，露出新生上皮。多见于中青年男女。多春末夏初发病，夏日加剧，冬季自愈。中医称之为"田螺疱""蚂蚁窝"。

【临证心法】

汗疱疹的病因由湿热内蕴、风邪聚结而成。治疗当利湿清热，解毒散风。方用解毒泻脾汤、龙胆泻肝汤；若久病心虚而烦，用甘麦大枣汤；若下部有寒湿之象，则加服金匮肾气丸。

1. 清热解毒、利湿止痒法

患者，男性，成年，双手汗疱疹1周，伴痒感。方用湿疹一号方加大青叶 9g*、蚤休 6g*、地肤子 9g*。外用透骨草 15g* 煮水泡洗。

[注释] 患者双手汗疱疹为湿热内蕴，故用湿疹一号方清热利湿。加蚤休清热解毒；风邪结聚，患处瘙痒，以地肤子清热利湿，祛风止痒。外用透骨草祛风除湿。

2. 燥湿止痒、活血利水法

例一：患者，男性，成年，手汗疱疹，多汗。以王不留行 30g、明矾 9g、五味子 9g 煮水泡洗。

[注释] 患者湿热内蕴，用王不留行、明矾、五味子收敛止汗，燥湿止痒。

例二：朱老曾治疗一手汗疱疹症患者，其人皮损处脱屑干燥。以王不留行 30g、红花 15g、透骨草 15g、白矾 30g 煮水泡洗。

[注释] 患者风胜血燥，故皮损处干燥脱屑。"治风先治血，血行风自灭"，用王不留行活血利水，通畅经络；红花活血化瘀；透骨草祛风除湿；白矾燥湿止痒。

【方药传真】

1. 湿疹一号方（见"二十四、丘疹性荨麻疹"）

2. 汗疱疹泡手方

组成：王不留行 30g、石榴皮 9g、乌梅 9g、宣木瓜 9g。

功用：祛风利湿。

适应证：湿热内蕴，风邪结聚之汗疱疹。凡汗疱疹皮损明显者均可外用。

使用方法：煎水外用，浸泡患处。

评按：方中王不留行活血利水通络；宣木瓜祛风除湿；石榴皮、乌梅酸敛收涩止汗。诸药相合，共奏祛风利湿之功。

3. 石榴皮

石榴皮酸涩收敛，可收涩止汗，与王不留行、乌梅、木瓜等煎水泡手治疗手足汗疱疹。外用可治银屑病，以石榴皮炒炭研末，油调涂。

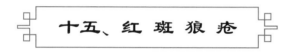

十五、红斑狼疮

红斑狼疮包括系统性红斑狼疮和盘状红斑狼疮。系统性红斑狼疮是一种多系统损害的慢性系统性自身免疫疾病，临床可表现为壮热，手部和颜面部红斑，关节肿痛，迁延日久可累及五脏六腑，类似于中医学文献中所载的"温病发斑"，也有医家将其归入"蝴蝶斑""阴阳毒"等范畴。由于先天不足、外感、内伤、饮食劳倦等因素引发，以致热毒伤于血络，血热外溢。盘状红斑狼疮临床表现为颜面部、手背、背部、足跟部红斑，黏着鳞屑，日久呈黯红色斑片，后期皮损中间萎缩并出现色素沉着，预后不良可转化为系统性红斑狼疮。类似于中医学中的"鸦啖疮"。此因肝郁气滞，血瘀凝聚成斑。

【临证心法】

毒、热是系统性红斑狼疮的主要病因。由于心经有火，脾经积热，或由于肾阴不足，水亏火旺，热盛成毒，毒热炽盛入于营血而致。临床见颜面部、手部红斑（部分患者可不出现皮肤症状），壮热不退，疲乏无力，病情延久，内损五脏。

对于盘状红斑狼疮，由于肝郁气滞，血瘀凝聚成斑。多见于脸面，如鼻两侧、颊、耳、唇部、头皮等处。初起为蚕豆大小一片或数片红斑，黏着鳞屑，日久呈黯红色斑片，后期皮损中央萎缩，而现色素沉着。

1. 健脾利湿、凉血清热法

患者，女性，38岁，患系统性红斑狼疮半年。现口服泼尼松20mg，症见面、胸背潮红，半年来发热，关节痛，发脱，双胁不适，胸闷，喜太息，咽痛，便干，舌红苔腻，有裂纹，脉沉细。方用苍术9g*、黄芩9g*、陈皮9g*、赤茯苓9g*、泽泻9g*、生薏苡仁9g*、白鲜皮9g*、地肤子9g*、丹皮9g*、赤芍9g*、六一散9g（包）*。

二诊：五心烦热，肩部发凉，上方去苍术、薏苡仁，加银柴胡9g、青蒿9g。

三诊：面红灼热，无发热，自觉瘙痒，纳可，关节不痛，胸闷，苔腻稍化，口不干，咽痛。方用银柴胡9g*、青蒿9g*、黄芩9g*、茯苓9g*、泽泻9g*、丹皮9g*、赤芍9g*、金银花9g*、连翘9g*、竹叶9g*、生甘草9g*、玄参9g*。

[注释] 本方为朱老治疗湿热型红斑狼疮的经验方，患者皮疹灼热伴有全身发热，咽干咽痛，舌红苔黄腻，有裂纹，证属湿热内蕴，治以健脾利湿，清热凉血。二诊五心烦热，郁久化火伤阴，肾阴亏损，加青蒿、银柴胡养阴清虚热。三诊高热退，关节不痛，苔腻稍化，自觉面部红斑灼热瘙痒，为湿热稍减，但热盛于气分，波及营血，用皮炎汤加青蒿、银柴胡代生石膏、知母养阴清虚热，黄芩清肺热，茯苓、泽泻化湿。

2. 益气养阴、清热解毒法

例一：患者，女性，72岁，上下唇盘状红斑狼疮8年，现症见唇部糜烂，疼痛，每月溃烂1次，出血结痂，舌质红，苔薄黄，脉弦数。方用生地黄30g*、玄参12g*、沙参9g*、麦冬9g*、玉竹9g*、石斛9g*、金银花15g*、知母9g*、紫花地丁9g*、菊花9g*、蚤休9g*。

二诊：服上方后见好，唇已不出血，改用清燥救肺汤加减，上方加黑芝麻9g、杏仁9g、枇杷叶9g。

例二：患者，女性，急性播散性红斑狼疮，现症见面浮肿，发热，唇糜烂，舌红苔黄，方用生地黄 30g*，丹皮 9g*，赤芍 9g*，竹叶 9g*，青蒿 9g*，金银花 15g*，连翘 9g*，车前子 9g*，黄芩 9g*，生甘草 9g*，玄参 12g*，麦冬9g*，生白茅根 30g*。

例三：患者，系统性红斑狼疮 10 年。现体温 38℃，下肢疼痛，唇糜烂，不能进食，出虚汗，心慌，尿蛋白（＋），血沉 85mm/h，舌绛苔净，脉沉细数。方用生地黄 30g、麦冬 12g、石斛 12g、玄参 12g、沙参 15g、丹皮 9g、赤芍9g、生牡蛎 30g、青蒿 9g*、鳖甲 9g*、炙甘草 6g*。

[注释] 系统性红斑狼疮病程特点为急性发作与病情缓解交替发生，口唇反复糜烂，日久耗损阴液，致肾阴亏虚。阴虚潮热，舌红苔净，脉细数，在清热凉血解毒基础上加以玄参、沙参、麦冬、玉竹、石斛益液生津；青蒿、鳖甲养阴透热。

3. 健脾益肾、调和阴阳法

例一：患者，女性，38 岁，系统性红斑狼疮。现症见关节肿痛，高热，尿蛋白（＋＋＋），腰疼。口服激素后，体温近正常，夜间手足心热，舌质淡，苔黄稍腻，脉细滑数。方用生熟地各 15g、茯苓 9g、泽泻 9g、枸杞子 9g、菟丝子 9g、淫羊藿 9g、山萸肉 9g、胡芦巴 9g、丹参 12g、黄芪 12g、炒白术9g、夜交藤 9g。

[注释] 患者狼疮性肾炎，手足心热，脉细滑数，阴虚火盛，病久阴损及阳，以六味地黄加减滋阴补肾，加菟丝子、淫羊藿、胡芦巴温肾壮阳；黄芪、白术益气健脾，温补脾肾，调和阴阳。

例二：患者，女性，系统性红斑狼疮 1 年，现症见关节痛，乏力，嗜睡，盗汗，腰痛，便干，对光敏感，舌红苔剥，脉细弦缓。方用生熟地 30g、丹参 15g、玄参 12g、黄芪 9g、炒白术 9g、茯苓 9g、何首乌 9g、泽泻 9g、炙甘草 9g、火麻仁 9g。

[注释] 患者气虚血亏，乏力，嗜睡，病情渐趋缓解，邪退正虚。治以益气养血法，方中生熟地、丹参、何首乌养血活血；黄芪、白术、茯苓健脾益气；玄参清热解毒养阴；火麻仁润肠通便；泽泻利水化湿以防补益药物太过滋腻。

【方药传真】

1. 犀角地黄汤合化斑汤加味

组成：犀角[2]6g、丹皮 9g、赤芍 9g、生地黄 30g、石膏 30g、知母 9g、玄参 12g、金银花 30g、连翘 9g、芦茅根各 30g、紫草 15g、甘草 6g。

功用：清热解毒，凉营消斑。

适应证：毒热伤营之红斑狼疮。症见壮热不退，头痛，身痛，口舌溃烂，肌肤起鲜红斑、水疱、血疱、瘀点，甲周及掌跖起紫红斑，大便干结，小便短赤，舌质红绛，脉弦滑或洪数。

服法：水煎服，日一剂，早晚两次分服。

评按：本病多见于少女，来势急暴，病情严重，由于心经火炽，脾经积热，两经合邪，毒热入营所致。热入营血，壮热不退时，以犀角、生地黄、丹皮、赤芍、紫草等药物清热凉营；血热成斑，以石膏、知母、玄参清热化斑。金银花、连翘、甘草清热解毒；白茅根、芦根凉血止血，朱老认为白茅根心偏热，清热时使用去心的白茅根。全方诸药合用，共奏清热解毒、凉营消斑之功，适用于红斑狼疮毒热伤营者，相当于急性及亚急性期。

2. 知柏地黄汤加减

组成：知母 9g、黄柏 9g、茯苓 9g、泽泻 9g、生地黄 30g、丹皮 9g、玄参 12g、玉竹 9g、女贞子 9g、旱莲草 9g。

功用：滋肾养阴，清热润燥。

适应证：肾阴虚损之红斑狼疮。症见肌肤斑疹黯红，潮热盗汗，口干咽痛，耳鸣遗精，头发枯燥稀少，小便短赤，舌红少苔或镜面舌，脉细数。

服法：水煎服，日一剂，早晚两次分服。

评按：该型红斑狼疮多见于中年妇女，地黄、知母、黄柏滋阴降火；玄参、玉竹、女贞子、旱莲草等滋肾护阴。诸药合用以滋肾养阴，清热润燥，适用于红斑狼疮肾阴虚损者，多见于亚急性期，病情尚有波动，病久延缠，水亏火旺者。

3. 养心汤加减

组成：人参 3g（先煎）、黄芪 30g、丹参 15g、白术 6g、熟地黄 12g、当

---

[2] 现已禁用，临床常用水牛角代。

归 9g、茯苓 9g、五味子 9g、远志 9g、酸枣仁 12g、浮小麦 15g、炙甘草 9g。

功用：养心安神。

适应证：心气损伤之红斑狼疮。症见心悸，气短，汗出，心烦，失眠，面色苍白，舌质淡红，苔白，脉细或结代。

服法：水煎服，日一剂，早晚两次分服。

评按：该型红斑狼疮患者或可见心电图异常，或心肌炎、心内膜炎、心包炎等。毒热损伤心气，人参、黄芪、白术补养心气；熟地黄、当归、丹参、茯苓、酸枣仁养血安神；气虚自汗，以五味子、浮小麦、炙甘草补益心气以敛汗。诸药合用，适用于红斑狼疮心伤者。

4. 右归丸合济生肾气丸加减

组成：黄芪 15g、茯苓 9g、山药 9g、炒白术 9g、菟丝子 9g、鹿角胶 9g、怀牛膝 9g、川续断 9g、淫羊藿 9g、巴戟天 9g、胡芦巴 9g、车前子 6g。

功用：补益脾肾。

适应证：阴损及阳，脾肾阳虚之红斑狼疮。症见面色苍白，神疲乏力，纳呆便溏，脘腹胀满，畏寒肢冷，周身浮肿，喘息不能平卧，毛发枯燥稀疏，月经量少或闭经，舌体淡而胖，或有齿痕，苔水滑或白腻，脉沉细尺弱。

服法：水煎服，日一剂，早晚两次分服。

评按：本病病久损伤脾肾，脾肾阳虚或因久热阴损及阳，而致阴阳俱虚，气血两亏。患者可见肾功能异常，尿中有蛋白、颗粒管型。脾肾阳虚，水气上泛则浮肿，阳虚上浮则升火。阳气不达四肢则肢凉发绀，本方重用鹿角胶、菟丝子、淫羊藿、续断、巴戟天、胡芦巴以温肾壮阳；佐以白术、茯苓、山药补脾以恢复脾胃健运；命门火衰不能蒸化，水湿内停则尿少腹胀，牛膝、车前子可使水湿下达。本方适用于红斑狼疮阴损及阳，脾肾阳虚者。

5. 逍遥散加减

组成：当归 9g、柴胡 6g、赤芍 9g、白芍 9g、丹参 12g、白术 9g、陈皮 6g、茯苓 9g、川楝子 9g、郁金 9g、延胡索 9g。

功用：健脾柔肝。

适应证：肝脾两伤之红斑狼疮。症见面部、头皮、耳轮、口唇、手背起紫红色斑，伴有萎缩黏着鳞屑，色素沉着，或颜面蝶形紫红色斑，肝脾大，胸胁胀满，纳呆呕恶，心烦失眠，太息连连，肌肤甲错灰黯，月经色黯有黑块或闭经，舌质黯红有瘀点，脉细涩。

服法：水煎服，日一剂，早晚两次分服。

评按：方中以柴胡、郁金、延胡索、川楝子行气疏肝；当归、赤白芍养血柔肝；陈皮、白术、茯苓等药健脾和胃。全方合用，疏肝和脾，适用于损及肝脾，气滞血瘀，面部红斑渐转褐斑者，多见于盘状红斑狼疮。

6. 清燥救肺汤（见"十二、剥脱性唇炎"）

适应证：肺阴不足证之红斑狼疮。

【拾遗杂录】

红斑狼疮溃疡处外用红粉纱条效果佳。

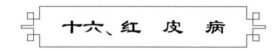

十六、红　皮　病

红皮病是炎症性红斑面积达到体表面积 90% 以上的重症炎性皮肤病，常继发于银屑病、湿疹、接触性皮炎、特应性皮炎等疾病，症见皮肤潮红泛发，水肿，浸润，干燥，脱屑，自觉灼热瘙痒。中医认为该病为心火炽盛，外感毒邪，毒邪入营血后烧灼津液，肌肤失养而致，与中医学文献中记载的"中药毒""红皮""洪烛疮"相类似。

【临证心法】

本病是由禀性不耐，素体血热或他病演化、失治误治所致，此时毒热入于营血，外发肌肤，症见皮肤潮红，又因阴液大伤，肤失所养，大片皮肤层层剥落，口干引饮，舌红光剥。临床中常由失治误治，他病演化而生，其中因误用药物引发者而急性发作者可称之为"中药毒"，他症则可统以"红皮"或"洪烛疮"名之。病情迁延日久者，气阴已耗，由实化虚，虚火内动者为多。

1. 清营败毒法

例一：患者，早期急性药疹而致红皮病，方用犀角（水牛角 9g）*、生地黄 30g*、紫草 9g*、全蝎 6g*、生石膏 30g*、白茅根 9g*、大青叶 9g*、丹皮 9g*、白鲜皮 9g*、车前子 9g*、六一散 9g*。

例二：患者，红皮病，伴高热，方用广犀角 3g（水牛角 9g*）、生地黄

30g、丹皮 9g、赤芍 9g、川黄连 9g、黄芩 9g、知母 9g、生石膏 30g、竹叶 9g、金银花 30g、连翘 9g、生甘草 6g。

[注释] 本方为清瘟败毒散加减，朱老认为急性药疹早期应着力于清血分热，加大生地黄的用量往往可以收效满意，有条件时可用羚羊角粉（朱老亦常用犀角，现已禁用），适用于红皮病早期气血两燔、血热炽盛证。

2. 益气清热法

患者，湿疹继发红皮病 1 年，曾长期服凉血药（玳瑁），现症见低热，脉沉，舌质黯红。方用补中益气汤加减，以炙黄芪 18g*、甘草 9g*、太子参 9g*、当归 3g*、橘皮 6g*、升麻 6g*、白术 9g*，加生地黄 15g*，熟地黄 15g*。

[注释] 急性药疹早期患者可出现高热，患病日久则为低热。该患者病程已一年，且长期服用清热凉血药，治疗时不可再以清热解毒凉血为主，结合患者全身症状，方予补中益气汤益气健脾，去柴胡，加生地黄清热凉血，养阴生津；熟地黄补血滋阴。

3. 滋阴润燥法

例一：患者，女性，使用链霉素后出现红皮病，曾服皮炎汤无效。方用生熟地各 15g、丹皮 15g、赤芍 15g、白芍 15g、丹参 15g、玄参 9g、麦冬 9g、生甘草 9g、当归 9g。

例二：患者，男性，10 岁，银屑病 2 年，外涂药物刺激后，于 1976 年 9 月继发红皮病，于 1976 年 10 月 28 日前来就诊。患者皮损占体表面积 90%，大片脱屑，疹色鲜红，舌质红，苔薄白，脉细滑。方用生地黄 30g、生槐花 30g、山豆根 9g、白鲜皮 15g、草河车 15g、大青叶 15g、紫草 15g、黄药子 12g、豨莶草 15g。

二诊（1976 年 11 月 17 日）：服上药 15 剂无效，全身潮红，脱屑，瘙痒，有渗液，以头后、下肢为主。方用玄参 9g、生地黄 30g、生槐花 15g、紫草 15g、茜草 15g、山豆根 12g、蚤休 15g、土茯苓 30g、大青叶 15g、苦参 9g、当归 9g、威灵仙 12g。

三诊（1976 年 11 月 23 日）：服上方 6 剂后皮疹潮红明显减轻，头皮鳞屑厚，胸部渗出不止，舌红苔滑。方用生地黄 30g、玄参 15g、大青叶 15g、金银花 12g、土茯苓 30g、山豆根 12g、黄药子 12g、苦参 9g、苍耳子 15g、白茅根 15g、威灵仙 15g、地肤子 9g、白鲜皮 12g、丹参 15g。

四诊（1976年12月2日）：全身皮损潮红，大量脱皮，方用生地黄30g、丹皮9g、赤芍9g、麦冬9g、玄参9g、丹参9g、地肤子9g、火麻仁9g、大青叶15g、白鲜皮9g。外用玉黄膏。

五诊（1976年12月10日）：躯干皮肤发红、脱屑、痒，四肢稍轻，舌红，苔薄白，脉细。方用生地黄30g、丹皮9g、赤芍9g、紫草15g、地肤子9g、玄参12g、麦冬12g、大青叶9g、生甘草6g、白鲜皮9g。

六诊（1976年12月31日）：鳞屑少，仍痒，舌尖红，脉细滑。方用生地黄30g、玄参12g、丹皮9g、赤芍9g、麦冬9g、白鲜皮9g、苍耳子15g、甘草6g、大青叶15g、火麻仁9g。

七诊（1977年1月11日）：躯干皮肤正常，下肢皮屑多，舌质黯，苔薄白，脉细滑。上方去苍耳子。

八诊（1977年1月21日）：双下肢、臀部有皮屑，余皆正常。痒轻，大便干，舌红，苔净。方用生地黄30g、玄参9g、麦冬9g、丹参9g、苍耳子9g、白鲜皮9g、火麻仁9g、生甘草6g、大青叶9g。

九诊（1977年2月8日）：皮损基本痊愈，双小腿见脱屑、痒，舌红，苔净，脉细滑。方用生地黄15g、丹参12g、火麻仁9g、白鲜皮9g、生甘草6g、麦冬9g、玄参12g。（本病例被收入《朱仁康临床经验集》）

[注释] 例一病案中，患者服皮炎汤无效，皮炎汤可用于毒热较重的红皮病，但阴虚型红皮病患者服用并无效果。例二患者初诊服用白疕一方加减，效果不佳。朱老认为红皮病的治疗不可一味用苦寒药，尤其在红皮病后期宜养阴益气，佐以清热利水，如玄参、麦冬、鳖甲等药物，其中朱老认为鳖甲的效果最好。李时珍提到鳖甲为厥阴肝经血分之药，能够补阴补气，滋阴潜阳，适用于气血两虚证。渗出多时加入威灵仙、苦参、地肤子、白鲜皮等燥湿药物，脱屑多时可加入玄参、麦冬、火麻仁等滋阴润肤药物，痒甚可加入苍耳子。

【方药传真】

1. 皮炎汤（见"十三、多形红斑"）

适应证：红皮病轻症，血热者。症见皮损鲜红，脱屑，伴有发热，口干，咽痛，肌肉关节酸痛，便秘，溲赤，苔薄黄，脉滑数。

2. 清瘟败毒饮（见"四、疖肿"）

适应证：红皮病，毒热重者。症见高热狂躁，心烦不眠，或神昏谵语，头痛如劈，大渴引饮，咽痛干呕，发斑吐血，舌绛唇焦，脉沉细而数，或沉数，或浮大而数。

3. 增液解毒汤（见"十三、多形红斑"）

适应证：阴虚之红皮病。可用于热毒伤营耗液所致的剥脱性皮炎及红皮症。

评按：朱老也常用养血润肤饮加减以治疗红皮病阴虚者。

4. 补中益气汤

组成：黄芪 15g*、人参 15g*、白术 10g*、炙甘草 15g*、当归 10g*、陈皮 6g*、升麻 6g*、柴胡 12g*、生姜 9 片 *、大枣 6 枚 *。

功用：补中益气，升阳举陷。

适应证：气虚下陷之红皮病。症见周身红皮，伴低热，脉沉细等。

服法：水煎服，日一剂，早晚两次分服。

评按：补中益气汤出自《内外伤辨惑论》，主治脾虚气陷与气虚发热证，朱老用其益气升提之功治疗红皮病阳气遏郁不达而发热之证。方中黄芪补中益气，升阳固表，为君药；人参、炙甘草、白术补气健脾为臣药；当归养血和营；陈皮理气和胃，使诸药补而不滞。诸药合用，共奏补益中气、升阳举陷之功。

5. 玉黄膏

组成：当归 30g、白芷 9g、姜黄 90g、甘草 30g、轻粉 6g、冰片 6g、蜂白蜡 90~125g。

制法：将前 4 种药于麻油内浸泡 3 天，于炉火上熬制枯黄，离火去渣，加入轻粉、冰片（预先研末），最后加蜂白蜡溶化（夏季加 125g，冬季加 90g），调搅至冷成膏。

功用：润肌止痒。

适应证：皮肤皲裂证之红皮病，湿疹。

用法：涂敷患处。

评按：方中当归养血润肤，白芷散风除湿润肤，姜黄活血通经，轻粉敛疮止痒，冰片通经透皮，蜂白蜡敛疮生肌，润肤止痒，甘草调和诸药。诸药相合，共奏润肌止痒之功。

6. 水牛角

水牛角苦寒，入心肝血分，既能清热凉血，泻火解毒，又能定惊，功同犀牛角，现已取代之。治血热毒盛发斑发疹，吐血衄血，常配伍生地黄、牡丹皮、赤芍等药，如犀角地黄汤，或与玄参、生石膏等同用，如化斑汤；治热毒疮痛、咽喉肿痛，可配伍黄连、黄芩、连翘等药。常用量：15~30g。煎服，宜先煎3小时以上；水牛角浓缩粉，冲服，每次1.5~3g，每日2次。

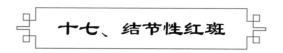

十七、结节性红斑

结节性红斑是发于皮下脂肪的炎症性皮肤病，典型皮损是小腿部的红色结节和斑块，好发于春、秋二季，且以女性多见，主要有小腿部起红斑结节，兼见腿跗浮肿，关节酸楚，全身欠适或见身热等特点。据文献记载，此病又名瓜藤缠，瓜藤缠是指数枚结节，犹如藤系瓜果绕腿胫部而生的一种病证。本病常于腿跗部起焮红之红斑、结核，疼痛不适，故我国古代医术中曾列入"丹"门。本病之结节性如梅核，色红漫肿，故又称"梅核丹"或"梅核火丹"。

【临证心法】

本病乃湿热下注于血脉经络之中，气血不畅，气滞血瘀，瘀阻经络，不通则痛。瘀乃有形之物，故结节如梅核。结节新起则焮红，热甚则灼热而肿，湿甚则腿跗浮肿，瘀久则结节趋于黯紫。本病病因虽有多端，但其最终转归均是络有瘀滞，故均见红斑、结节绕胫而发。本病以女性为多，谅因妇女以血为本，不论月经、胎孕、产褥都是以血为用，动易耗血，冲任受损，气血不调，血病则气不能独化，气病则血不能畅行，气滞则血瘀，气血失和，则易受寒、湿外邪所凑，酿生此病。本病宜多从血分考虑用药。"既已成瘀，不论初起、日久，总宜散血。血散瘀去则寒热风湿均无遗留之迹矣。"治疗宜祛瘀通络，行气活血，用通络药。

1. 活血通络法

例一：患者，女性，结节性红斑，现症见月经愆期，便干，舌尖红。通络方加地龙9g、丹参9g、大青叶9g。

例二：患者，女性，成年，下肢结节性红斑，服药后无新发，肿未消。通络方加地龙 12g*、丹参 9g*、大青叶 15g。

例三：患者，女性，15 岁，下肢结节性红斑，现症见午后低热，夜间盗汗，脉细。通络方加黄芪 12g、浮小麦 30g。

例四：患者，女性，成年，下肢结节性红斑伴疼痛，春季加重，血沉较快。方用当归尾 12g、赤芍 9g、丹参 12g、鸡血藤 12g、青皮 9g、石菖蒲 9g、海风藤 9g、大青叶 15g、金银花 12g、黄芩 9g、牛膝 6g。效佳。

例五：患者，女性，成年，下肢结节性红斑，现症见苔薄黄，脉缓。服下方疼痛潮红皆减轻：桃仁 9g*、红花 9g*、归尾 9g*、赤芍 9g*、生地黄 30g*、川芎 6g*、香附 6g*、石菖蒲 9g*、大青叶 9g*、白茅根 9g*、金银花 9g*。

二诊：红花 9g*、赤芍 9g*、归尾 9g*、香附 9g*、石菖蒲 9g*、葱白 9g*、生姜 6g*、地龙 9g*、青皮 9g*、尾连 6g、大青叶 15g、丹参 12g。

例六：患者，女性，成年，小腿慢性迁移性红斑（结节性红斑），苔薄黄，脉缓。方用桃仁、红花、当归尾、赤芍、川芎、香附、石菖蒲、大青叶、白茅根、金银花各 9g，生地黄 30g。服后痛减轻，潮红亦轻。

[注释] 前三个病例均以通络方（当归尾、赤芍、桃仁、红花、泽兰、茜草、青皮、香附、王不留行、地龙、牛膝）加减。青皮、香附行气，气行则血行；当归尾、桃仁、红花、王不留行破血祛瘀；赤芍凉血活血；泽兰、茜草活血通络，行水消肿；地龙通经络；牛膝引经下行。结节初起，嫩红肿赤，血热偏盛者加生地黄、丹皮、大青叶、金银花，以凉血清热；足跗浮肿加黄芪、防己、陈皮，以行气利水；关节酸痛加威灵仙、秦艽、木瓜，以祛风胜湿。

2. 益气养血、软坚散结法

例一：患者，女性，成年，下肢结节性红斑，结节较硬。方用黄芪、当归、丹参、赤白芍、地龙、香附、红花、川芎、昆布、海藻、夏枯草各 9g，鸡血藤 30g。

例二：患者，女性，成年，下肢硬结性红斑 5 年，现硬结向四周扩展，疼痛，破溃，脉沉细数。治以益气活血清热法，方用党参 9g*、当归 9g*、丹皮 9g*、赤芍 9g*、泽兰 9g*、王不留行 9g*、炒地龙 9g*、大青叶 9g*、石菖蒲 9g*、制乳没各 6g、鸡血藤 15g、夏枯草 15g。

例三：患者，女性，成年，下肢硬结性红斑 5 年，疼痛，有溃疡史，脉沉细数。治以活血清热为法，方用党参 12g*、当归 9g*、丹皮 9g*、赤芍 9g*、泽兰 9g*、夏枯草 9g*、王不留行 9g*、炒地龙 6g*、大青叶 12g*、石菖蒲 9g*、制乳没各 6g、鸡血藤 15g。

[注释] 本证在活血通络、清热凉血基础上，酌加益气养血、软坚散结之品。黄芪、党参补气养血；夏枯草、昆布、海藻、石菖蒲祛湿豁痰，软坚散结；鸡血藤养血活血；日久血瘀、疼痛剧者，加制乳香、制没药；斑块大，色黯紫者，加麻黄、桂枝温经通络；结节硬而不散者，加炙山甲、山慈菇、莪术、三棱，以增软坚散结之效。

【方药传真】

通络方

组成：当归尾 9g*、赤芍 9g*、桃仁 9g*、红花 9g*、泽兰 9g*、茜草 9g*、青皮 9g*、香附 9g*、王不留行 9g*、地龙 9g*、牛膝 9g*。

功用：通络祛瘀，行气活血。

适应证：结节性红斑。尤病程日久者，症见结节色紫，触之坚实，胀痛明显，伴下肢沉重，舌黯红苔薄，脉弦细。

服法：水煎服，日一剂，早晚两次分服。

评按：方中青皮、香附行气；归尾、桃仁、红花、王不留行破血祛瘀；赤芍凉血活血；泽兰、茜草活血通络，行水消肿；地龙通经络；牛膝引经下行。

【拾遗杂录】

1. 类结节性红斑，四肢结节者，予黄芪、当归、丹参、赤白芍、地龙、香附、红花、川芎、昆布、海藻、夏枯草各 9g，鸡血藤 30g。

2. 祛斑方：桃仁 15g、杏仁 15g、大风子 15g、红粉 6g、轻粉 6g、樟脑 15g，捣烂外用。

3. 小腿结节性红斑，舌尖红，月经愆期，便干，用通络方加地龙 9g、大青叶 9g。

4. 下肢结节性结核性静脉炎，舌淡苔净，脉细无力，通络方加黄芩 12g、丹参 9g、地龙 9g，服之有效。

5. 结节性红斑，硬结大如核桃，服通络方无效，加炒三棱 9g、夏枯草 12g。

十八、结节性痒疹

结节性痒疹又称结节性苔藓，是一种以剧痒结节为特征的慢性皮肤病，多见于成年女性，好发于四肢，尤其以小腿伸侧多见，皮疹初起为淡红色坚实丘疹，逐渐变成半球形结节，黄豆到蚕豆大小，红褐色或灰褐色，粗糙坚实，瘙痒无度，可见抓痕、出血或结痂。与中医学中记载的"马疥"类似。

【临证心法】

体内蕴湿，外感风毒或外受毒虫咬蜇，气血凝滞，结聚成疮是结节性痒疹发病的根本原因。本病治疗大法为搜风除湿，清热解毒，活血软坚。在疾病初期当以除湿解毒、疏风止痒为主，选用全虫方化裁；久病不愈应当搜风清热，除湿止痒，选用乌蛇方化裁；若结节坚硬，久不消则考虑应用活血软坚之品如红花、归尾、丹参、夏枯草、穿山甲等；对于结节经久不消可配合服用大黄䗪虫丸和散结灵。结节性痒疹的外治法如下：结节较小，浸润不深者可以用折断的鲜芦荟，蘸雄黄解毒散或化毒散外擦，或用黄瓜尾巴蘸黄药粉外擦，或单独用黄药粉外擦，或黑色拔膏棍，稀释拔膏外敷。而结节硬大、浸润较深者，则宜用黑色拔膏棍加温外贴。

1. 搜风清热、活血解毒法

例一：患者，男性，成年，结节性痒疹，舌质红，脉沉细。方用乌梢蛇9g*、羌活9g*、荆防各9g*、白芷6g*、金银花9g*、连翘9g*、蚤休9g*、茜草9g*、丹参9g*、鸡血藤15g*、海风藤9g*。

例二：患者，男性，成年，结节性痒疹，舌质黯，苔白，脉细滑。乌蛇方加当归12g、丹参9g、赤芍15g。

例三：患者，男性，成年，结节性痒疹，服乌蛇方，痒剧则加蜈蚣3g*、刺猬皮9g*、炒三棱9g*。

[注释] 上三则医案皆以乌蛇方为基础化裁，以搜风清热为主，配合活血化瘀之茜草、丹参、鸡血藤、赤芍、刺猬皮、炒三棱，及祛风湿、通经络

之海风藤，效佳。

例四：患者，女性，成年，结节性痒疹，因咽痛口干，故乌蛇方中去羌芷，方用乌梢蛇 6g*、荆芥 9g*、防风 6g*、蝉蜕 6g*、川黄连 6g*、黄芩 9g*、金银花 15g*、大青叶 9g*、玄参 9g*，服之有效。后加山豆根 9g、炒莪术 9g。

[注释] 本方以乌蛇方为基础化裁，因患者伴有咽痛口干，羌活微温入肺经，白芷辛温入胃经，故去羌活、白芷，加山豆根、大青叶、玄参清热凉血解毒，效佳。

例五：患者，男性，60 岁，结节性痒疹多年，皮疹触之硬，原服乌蛇方加炒三棱、昆布，后以乌蛇方加蜈蚣 2 条、炒莪术 9g、大青叶 9g、茜草 9g，服后见好。

例六：患者，女性，结节性痒疹，方用蜈蚣 2 条、炒莪术 9g*、大青叶 9g、茜草 9g，服后止痒效佳。

例七：患者金某，结节性痒疹，剧痒，伴咽痛。予乌蛇方去羌芷，加苦参 90g、白鲜皮 90g。

[注释] 上三个医案中前两个患者均原服乌蛇方加炒三棱、昆布无效，三棱苦平，昆布咸寒，一味苦寒则气滞血凝，故服之无效。在乌蛇方基础上加辛温之蜈蚣搜剔风络，加辛苦温之炒莪术行瘀血、微寒之茜草通经脉之瘀塞、苦大寒之大青叶清热解毒凉血，寒温得当，效果益彰。

例八：患者，男性，成年，结节性痒疹，苔黄，脉弦细，用乌蛇败毒汤。

[注释] 该患者脉弦细，乃气滞血虚之故，当是久病情志不舒或受情志刺激之故，苔黄表明气滞化火，故用乌蛇败毒汤，为乌蛇方去清热解毒之金银花、连翘，易散血之羌活，加活血养血之当归、活血凉血之赤芍、疏肝解郁之柴胡。

2. 清热敛阴、活血利湿法

患者，男性，成年，结节性痒疹，方用银柴胡 9g*、乌梅 9g*、五味子 3g*、川芎 6g*、红花 9g*、鸡血藤 15g*、当归 9g*、车前子 9g*。

[注释] 银柴胡甘寒益阴清虚热，乌梅酸敛化阴、五味子酸温益气敛肺，三药合用有抗变态反应之效；川芎、红花、鸡血藤、当归养血活血；车前子清热利湿。

【方药传真】

1. 乌蛇驱风汤（乌蛇方）

组成：乌梢蛇 9g、蝉蜕 6g、荆芥 9g、防风 9g、羌活 9g、白芷 6g、黄连 6g、黄芩 9g、金银花 9g、连翘 9g、甘草 6g。

功用：搜风清热，败毒止痒。

适应证：风湿毒邪凝滞证之结节性痒疹。多见于发病初期，主症为身起红色风团样丘疹，斑丘疹，丘疱疹或小水疱，瘙痒无度，搔破糜烂，伴抓痕、血痂，纳食不香，大便不爽，小便黄，舌红苔黄，脉弦数或滑数。

服法：水煎服，日一剂，早晚两次分服。

评按：方中用乌梢蛇穿筋透络，逐痹祛风，与蝉蜕共搜剔风邪；荆芥祛皮毛诸风，防风通疗诸风，羌活祛风除湿，白芷去头面皮肤之风，通经利窍，祛寒燥湿，四药相合，共同祛风止痒；黄连、黄芩清热燥湿；金银花、连翘、甘草清热解毒。本方多种祛风药，内风、外风并除，兼以燥湿清热解毒，对于结节性痒疹风湿毒邪凝滞证有良好的效果。

2. 乌蛇败毒汤

组成：乌梢蛇 12g、白芷 12g、赤芍 12g、当归 12g、蝉蜕 9g、黄芩 9g、黄连 9g、柴胡 9g、防风 10g、荆芥 10g、甘草 6g。

功用：疏肝养血。

适应证：肝郁血虚证之结节性痒疹。多见于发病日久，皮疹形如粟粒，因病情反复发作和剧烈抓搔，皮肤增厚粗糙，出现色素沉着及苔藓样变，或伴有硬实小结节，精神疲惫，大便艰涩，舌质黯红或有瘀点。苔薄黄或少苔，脉细或涩。

服法：水煎服，日一剂，早晚两次分服。

评按：本方为乌蛇方去清热解毒之金银花、连翘，易散血之羌活，加活血养血之当归、活血凉血之赤芍、疏肝解郁之柴胡。对于热毒轻，肝郁血虚之结节性痒疹有良好的效果。

3. 独角莲膏

组成：独角莲 45g、皂角刺 45g、白芷 45g、防己 45g、金银花 45g、连翘 45g、生南星 45g、刺猬皮 45g、山甲片 45g、当归 45g、海桐皮 45g、苏木

45g、海带 45g、火麻仁 45g、豨莶草 45g、干蟾 3 个、乳香 35g、没药 35g、血余炭 45g。

制法：用麻油 6L，入大锅内，投入干蟾以上各药，熬枯去滓，再用强火熬至滴水成珠，离火，投入章丹（冬天约 2.5kg，夏天约 3kg），用铁棒急调，油渐变成黑色，最后将冷凝时，加入后药末，调和成膏。

用法用量：用厚纸摊成大、中、小三号厚薄不同的膏药，用时烘烊，贴患处。

适应证：结节性痒疹。

评按：独角莲、金银花、连翘清热解毒；皂角刺祛风；白芷祛风，燥湿；防己利水、祛风；生南星燥湿祛风散结；海桐皮、豨莶草祛风湿，通经络，清热解毒；刺猬皮、山甲片祛瘀散结；乳香、没药、血余炭化瘀；当归活血养血；苏木行血破瘀；海带软坚散结，火麻仁破积；干蟾行水湿，化毒；章丹是纯铅加工而成的四氧化三铅，外用拔毒生肌。全方共同除湿解毒、化瘀祛风止痒。

4. 荆芥

荆芥辛散气香，长于祛风解表，且微温不烈，药性和缓。本品质轻透散，既可祛风止痒，且入血分，又可透疹消疮，可用治多种皮肤病。与蝉蜕、薄荷、牛蒡子等药同用，可治麻疹初起表邪外束疹出不畅者；与防风、羌活、蝉蜕等同用，如《局方》消风散，可治风寒发疹，如皮肤顽麻、瘙痒瘾疹等；与防风、大青叶、黄芩等同用，如消风清热饮，可治风热发疹，如风热型急性荨麻疹。与防风、苦参、知母、石膏等同用，如《金鉴》消风散，可治湿疹、面游风等。

5. 防风

防风辛温发散，气味俱升，以祛风解表为主，亦能祛风止痒，可用以治疗多种皮肤病，尤以风邪所致之瘾疹瘙痒较为常用，且药性平和，无论寒、热皆可配伍使用，如消风散、《局方》消风散、《金鉴》消风散、防风通圣散等。

6. 蝉蜕

蝉蜕甘寒清热，质轻上浮。本品有宣散作用，可助麻疹透发，用于麻疹初起疹出不畅，可与葛根、牛蒡子、升麻等同用；对风疹及风热证皮肤瘙痒，亦能疏风止痒，常配荆芥、防风、苦参等同用，如消风散。

十九、雷诺病、肢端青紫症、网状青斑

雷诺病是因血管神经功能紊乱而引起的间歇性小动脉痉挛性疾病。临床上可见因情绪、寒冷刺激或其他因素引起间歇性两侧对称性手指皮肤苍白、青紫，并伴有疼痛、麻木的自觉症状，遇暖后可恢复正常。肢端青紫症多因遇冷后手足皮肤呈对称性持续性青紫色，与情绪因素无关。网状青斑是皮肤呈持续的网状或树枝状分布的青紫色斑，遇寒可加重。中医学文献记载中无相应的病名。

【临证心法】

此类疾病按"手足逆冷"症辨证论治可取得一定疗效。系阳气衰微，不能达于四末，以致气血失调，治拟温经散寒，温补脾肾，通络和营。

温经散寒、通络合营法

例一：患者，双手发紫黯，遇寒加重，疼痛，肢端发凉。舌质黯，苔黄腻，脉弦。治以通络活血，方用当归四逆汤加减，以当归12g、桂枝9g、干姜6g、细辛3g、芍药15g、甘草9g、路路通9g、熟附子15g、鸡血藤30g、地龙9g。

例二：患者，女性，成年，下肢可见大理石样青斑，肢端冬夏发凉，舌尖红，苔少，脉细。方用阳和汤加减，予麻黄15g、肉桂30g、炮姜30g、熟地黄90g、白芥子30g、鹿角胶15g。研末，制成蜜丸，每丸6g，每日2丸。

例三：患者，网状青斑，现症见肢端发凉伴疼痛。以熟地黄30g、鹿角胶15g、麻黄15g、白芥子15g、炮姜15g、赤芍60g。研末，制成蜜丸，每丸12g，日服2丸。

例四：患者，男性，成年，现症见肢端皮肤青紫，伴疼痛，遇冷则剧，遇暖可迅速缓解，口唇发麻，舌质黯淡，舌苔薄黄，脉细弦。药用当归12g、川芎9g、芍药20g、地龙12g、鸡血藤30g、伸筋草9g、桂枝9g、细辛3g、甘草20g、淫羊藿9g、肉苁蓉9g、巴戟天9g、红花9g。此处红花用于治疗口唇发麻。

例五：患者，女性，成年，双手紫黯，遇寒加重，疼痛半年，现症见肢端发凉，舌质黯，苔黄腻，脉弦。当归四逆汤主之，药用当归 9g*、桂枝 9g*、干姜 9g*、细辛 6g*、赤芍 9g*、甘草 6g*、路路通 9g*、熟附子 6g*、鸡血藤 15g*、地龙 9g*。

例六：患者，女性，40 岁，四肢末端发凉发麻 3 年，时而苍白，时而发绀，冬季加重，伴疼痛，苔黄腻，脉沉细，既往迁延性肝炎 8 年。证属阳气不达四肢，气血不荣。治以温阳散寒，通络和营，方用当归四逆汤，以当归 30g、黄芪 30g、桂枝 15g、红花 12g、川芎 6g、细辛 6g、炙乳没各 9g、甘草 15g、鸡血藤 15g。

二诊：肢痛轻，发凉亦轻，因外感风邪全身发风团。上方去细辛、川芎、乳没，加荆芥 9g*、羌活 9g*、地龙 9g*。

三诊：改丸剂服，以当归 90g、桂枝 60g、黄芪 30g、红花 60g、干地龙 60g、赤芍 90g、甘草 30g、炙乳没各 30g。每丸 9g，日服 2 丸。

例七：患者，女性，成年，肢端青紫症多年，冬日或浸冷水后发紫，平时肢端发胀，舌淡苔净，脉沉细。方用当归 30g、丹参 6g、桂枝 30g、干姜 15g、甘草 30g、路路通 30g、鸡血藤 60g、地龙 30g、川芎 30g。研末，制成蜜丸，每丸 9g，日 2 丸。方中可加细辛。

例八：患者，女性，成年，四肢发凉，膝后发痛，外院怀疑"皮肌炎"。现予独活 9g*、桑寄生 9g*、当归 12g*、赤芍 15g*、桂枝 9g*、鸡血藤 15g*、淫羊藿 9g*、巴戟天 9g*、秦艽 9g*、防己 6g*、黄芪 12g*、炙乳没各 6g*。治疗后发凉好转。

例九：患者，女性，95 岁，雷诺病，现症见苔微黄，脉沉细。药用当归 12g*、防己 6g*、丹参 9g*、茯苓 9g*、泽泻 9g*、淫羊藿 9g*、炒白术 9g*、巴戟天 9g*、陈皮 9g*、川续断 9g*、仙茅 9g*。

【方药传真】

1. 当归四逆汤

组成：当归 12g、桂枝 9g、赤芍 15g、细辛 3g、木通 9g、甘草 9g、大枣 7 枚。

功用：养血散寒，温经通脉。

适应证：寒凝经脉证之雷诺病，血栓闭塞性脉管炎，风湿性关节炎，慢性荨麻疹等。症见手足厥寒或腰、股、腿、足、肩臂疼痛，口不渴，舌淡苔白，脉沉细或细而欲绝。

服法：水煎服，日一剂，早晚两次分服。

评按：方中当归和血养血为君；桂枝温通经脉，芍药调和营卫为臣；细辛散寒，木通通脉为佐；甘草、大枣温养脾气为使。诸药合用，可养血散寒，温经通脉，用于寒凝经脉证。

2. 阳和汤

组成：熟地黄 12g、麻黄 3g、鹿角胶 9g、白芥子 9g、肉桂 3g、生甘草 6g、炮姜 3g。

功用：温阳补血，散寒通滞。

适应证：阳虚寒凝证之骨结核，慢性骨髓炎，类风湿关节炎、血栓闭塞性脉管炎等。症见发绀，发凉，疼痛，畏寒无力，舌苔薄白，脉弦细。

服法：水煎服，日一剂，早晚两次分服。

评按：方中熟地黄补血益精为君；鹿角胶养血温阳为臣；炮姜、肉桂温经通脉，白芥子消痰散结，麻黄辛散温通为佐；甘草调和诸药为使。诸药合用，可适用于阳虚寒凝证。

3. 桂枝

桂枝甘温，通阳扶卫，善于宣阳气于卫分，畅营血于肌表，有助卫实表、发汗解肌、外散风寒之功。合用玉屏风散为固卫御风汤，可治疗寒冷性荨麻疹。药性通达四肢，温通经脉，散寒止痛，皮科可用于肢端发绀等症，方如当归四逆汤。常与茯苓、白术等同用，皮科用来治疗水湿内盛证之湿疹、天疱疮等疾病，如健脾除湿汤。

4. 细辛

细辛辛温发散，芳香透达，入肺经长于解表散寒，祛风止痛，宜于外感风寒，头身疼痛较甚者。配伍当归、桂枝、赤芍等，可养血散寒，温经通脉，治疗寒凝经脉证之雷诺病、血栓闭塞性脉管炎、风湿性关节炎、慢性荨麻疹等，如当归四逆汤。配伍独活、桑寄生、牛膝、杜仲等药，可祛风除湿，通络活血，治疗肝肾两亏、气血不足之皮痹、脉痹，如独活寄生汤。

5. 秦艽

秦艽辛散苦泄，质偏润而不燥，善于祛风湿，舒筋络，止痹痛，为"风药中之润剂"，可治风湿热毒外侵之皮肤病，如慢性湿疹、神经性皮炎、皮肤瘙痒症等。

6. 独活

独活辛散苦燥，气香温通，功善祛风湿，止痹痛，因其祛风除湿之功，亦治皮肤湿痒，内服或外洗皆可。

7. 麻黄

麻黄味辛发散，性温散寒，主入肺经，善于宣肺气，开腠理，透毛窍而发汗解表，发汗力强，为发汗解表之要药。若与连翘、赤小豆等同用如麻黄连翘赤小豆汤，可治风热之赤疹。又有散寒通滞之功，也可用治风寒湿痹、阴疽痰核等，如阳和汤。

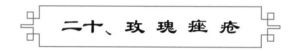

二十、玫瑰痤疮

玫瑰痤疮，是一种累及面部皮肤血管和毛囊皮脂腺单位的慢性炎症性皮肤病，好发于 30~40 岁人群，偶见于儿童。临床表现为以面中部为主的一过性及持久性红斑，毛细血管扩张，丘疹，脓疱，由于皮脂腺过度增生，一些病程较长的患者还可出现橙黄色的斑块甚至鼻赘。常有皮肤敏感性增加、瘙痒、干燥、脱屑等自觉症状。类似于中医学文献中所载"酒渣鼻"。

【临证心法】

肺胃积热，寒凝血瘀是玫瑰痤疮发病的根本原因。本病常发于鼻部，"生于鼻准头，及鼻两边"，初起潮红，继而肤色加深，见有丘疹或脓疱，甚则鼻头增大变厚，表面隆起，高低不平，状如赘瘤。病位多责之于肺、胃两个脏腑，多因过食辛辣、外邪侵袭而加重病情。《素问》中记载"脾热病者鼻先赤"，即好酒或过食辛辣，胃火熏肺，肺开窍于鼻，故鼻尖或鼻翼红。又因风寒外束，血瘀凝结，故见红而后紫。临床上根据其发病原因，常将本病分为肺胃积热、血热壅聚、血瘀凝滞三型。治疗时常内外同治，强调内治法与外治法兼顾。肺胃积热型常见于玫瑰痤疮初期，治疗上以清泄肺胃积热为主，方用枇杷清肺饮加减；血热壅聚多为初期治疗不当，热积日久所致，治疗上以凉血清肺为主，方用凉血清肺饮或三黄栀子汤加减；血瘀凝滞型临床上较为少见，治疗上以活血化瘀为主，方用通窍活血汤或大黄䗪虫丸加减。外治法较多，且临床往往能取得不错的疗效。朱老十分强调日常护理对本病的重要性。

1. 凉血清热法

例一：患者，女性，44岁，鼻部发红2年，酷嗜茶酒油腻，月经不调，色紫量多，见鼻部面颊潮红脂溢，毛孔扩大，毛细血管扩张且有脓疱性损害，舌质红，苔黄，脉滑数。方用生地黄30g、当归9g、赤芍9g、丹参9g、陈皮9g、黄芩9g、红花9g、生甘草6g。共服30剂，配合外用药，痊愈。

例二：患者，女性，成年，面部玫瑰痤疮2年，现症见皮损潮红剧烈，伴灼热感，其上可见炎性丘疹，苔黄腻。予皮炎汤，生地黄30g、丹皮10g、赤芍10g、知母10g、生石膏30g、金银花10g、连翘10g、竹叶10g、生甘草6g。服3剂。

二诊：症状减轻，舌质黯红，苔白，原方加桑白皮9g* 以清肺热。

例三：患者，女性，成年，玫瑰痤疮2年，现症见大便干，苔腻，脉沉缓。方用生地黄15g、丹皮9g、鸡冠花9g、玫瑰花9g、生槐花30g、菊花9g、桑白皮9g*、枇杷叶9*、瓜蒌30g、蒲公英15g、凌霄花9g、生栀子9g*。

例四：患者，玫瑰痤疮5个月，服小败毒膏无效，服滋阴清热药亦无效，舌质红，脉缓。方用枇杷清肺饮加减，以桑白皮9g*、马齿苋12g*、百合9g*、黄芩9g（原方黄柏）*、尾连6g*、生石膏30g*、赤芍9g*、地骨皮9g*、益母草12g。

例五：患者，男，成年，玫瑰痤疮8年，现症见脓头，纳差，便干，苔黄腻，脉弦滑。方用苍术9g*、厚朴9g*、马尾连6g*、黄芩9g*、丹皮9g*、赤芍9g*、枇杷叶9g*、桑白皮9g*、大青叶9g*、茯苓9g*、泽泻9g*。

例六：患者，男，30岁，玫瑰痤疮，偏脂溢性皮炎样。方用生地黄30g、玄参12g*、麦冬9g*、石斛12g、冬瓜皮30g、茯苓皮9g、桑白皮9g、枇杷叶9g、马尾连6g*。

例七：患者，女，成年，玫瑰痤疮半年，舌质红，脉缓。方用桑白皮9g*、枇杷叶9g*、百合9g*、黄芩9g*、尾连6g*、生石膏15g*、赤芍9g*、地骨皮 9g*、益母草 9g*。

例八：患者，男，成年，酒渣鼻二期，现症见牙龈肿，大便干时加剧，方用生地黄 30g*、丹皮 9g*、赤芍 9g*、黄芩 9g*、知母 9g*、生石膏 30g*、桑白皮 9g*、枇杷叶 9g*、生甘草 6g*、大青叶 15g、大黄 6g（后下）内服。以轻粉 6g、硫黄 12g、杏仁 12g 捣烂外用，亦可茶调外用。

例九：患者，女，成年，眉间酒皶性痤疮。方用桑白皮 9g*、枇杷叶 9g*、百合 9g*、赤芍 9g*、生石膏 30g*、尾连 6g*、黄芩 9g*、地骨皮 9g*、益母草 9g*。

例十：患者，女，成年，玫瑰痤疮，现症见便干，苔净，脉细滑。方用生地黄 30g*、丹皮 9g*、赤芍 9g*、黄芩 9g*、知母 9g*、生石膏 30g*、桑白皮 9g*、枇杷叶 9g*、生甘草 9g*、大青叶 9g*、炒莪术 9g*。

[注释] 此类患者多因肺经血热，或饮食不节，肺胃之热上熏于鼻，多见于玫瑰痤疮初期，临床表现以弥漫性红斑为主，遇热加重，伴鼻部油脂分泌旺盛，口干欲饮，舌红，苔黄，脉数。治疗时应以清肺胃热为主，兼以凉血活血。临床上多用凉血清肺饮、凉血五花汤、皮炎汤、枇杷清肺饮等以泄热化毒，清营凉血。枇杷叶、桑白皮等清肺热；生石膏、知母等清营凉血，增强清胃热之力；花类药起到引经之用，取清轻之意，引药上行于头面；生栀子清三焦火热。热久伤阴，阴虚火旺，临床常伴口渴喜饮的表现，周而复始，病程缠绵难愈，故而临床上伤阴明显者可适当配伍滋阴药，体现了朱老滋阴除湿的临床思想。

2. 活血清热法

例一：患者，女，51 岁，面部玫瑰痤疮 1 年余，外用"肤乐"无效，现症见月经不调，舌红绛，脉细弦滑。方用生地 30g*、当归 9g*、川芎 9g*、赤芍 9g*、陈皮 9g*、红花 9g*、黄芩 9g*、赤茯苓 9g*、生甘草 6g*。

例二：患者，女，成年，玫瑰痤疮，皮损潮红较重。方用当归 9g*、生地黄 30g*、川芎 6g*、白芍 9g*、桃仁 9g*、红花 9g*、益母草 9g*、泽兰 9g*、尾连 9g*、桑白皮 9g*、枇杷叶 12g。

例三：患者，女，玫瑰痤疮，舌质红。方用桃仁 9g*、红花 9g*、当归 9g*、赤芍 9g*、生地黄 9g*、川芎 9g*、益母草 9g*、泽兰 9g*、马尾连 6g*、桑白皮 9g*、枇杷叶 9g*。服后见好；外用颠倒散。

例四：患者，男，成年，玫瑰痤疮多年，现症见大便干，脉细滑。方用生地黄 30g*、丹皮 9g*、赤芍 9g*、黄芩 9g*、知母 9g*、生石膏 30g*、桑白皮 9g*、枇杷叶 9g*、生甘草 6g*、龙葵 9g*、归尾 9g*、大青叶 9g*。

例五：患者，玫瑰痤疮，脓头多。方用生地黄 30g*、当归 9g*、川芎 9g*、赤芍 9g*、陈皮 9g*、红花 9g*、黄芩 9g*、赤茯苓 9g*、生甘草 6g*、连翘 9g、大青叶 15g。

例六：患者，口唇、鼻周玫瑰痤疮，舌质紫。方用生地黄 30g*、当归 9g*、川芎 9g*、赤芍 9g*、陈皮 9g*、红花 9g*、黄芩 9g*、赤茯苓 9g*、生甘草 6g*、白花蛇舌草 9g*、龙葵 9g。

[注释] 此类患者多为初期治疗不当，调摄失宜，导致肺胃热势不减，血热壅聚，热势较重，生热化火，热与气血相搏，化腐成脓，热盛灼伤津液，血液黏稠凝滞，瘀塞经脉，皮损颜色深红，血丝明显，伴有针尖、高粱粒大小红色丘疹或脓疱。治以凉血清肺，活血化瘀。方用凉血清肺饮合凉血四物汤加减。皮疹色红，舌质淡或黯，应用凉血四物汤以凉血、补血、活血；舌质较红者，使用凉血清肺饮。若伴有脓疱，可用三黄栀子汤合前方化裁。热盛血瘀者不宜单纯使用大量清热药，以免血热因寒而凝，加重血瘀证，应配伍活血化瘀药，凉血、活血、清热兼顾。

3. 活血化瘀法

例一：患者，女，成年，玫瑰痤疮一期。方用通窍活血汤加减，以川芎 9g*、当归 9g*、赤芍 9g*、桃仁 9g*、红花 9g*、石菖蒲 9g*、生姜 6g*、大枣 12g*、丹参 9g*、葱白 6g*。

例二：患者，女，玫瑰痤疮，舌淡，脉细，服大黄䗪虫丸。

例三：患者，酒渣鼻日久，舌淡苔白。方用当归尾 12g、川芎 9g*、赤芍 12g、红花 9g、陈皮 6g、生姜 6g*、大枣 12g*、石菖蒲 9g*（代麝香），大葱头 2 个。

例四：患者，女，酒渣鼻 10 年，现症见皮损色紫红，舌质黯。方用通窍活血汤加减，以川芎 9g*、当归 9g*、赤芍 9g*、桃仁 9g*、红花 9g*、石菖蒲 9g*、生姜 6g*、大枣 12g*、丹参 9g*、葱白 3 寸 *。

二诊：改用生地黄 30g*、当归 9g*、川芎 9g*、赤芍 9g*、陈皮 6g*、红花 9g*、黄芩 9g*、赤茯苓 9g*、生甘草 6g*。

[**注释**] 此类玫瑰痤疮较为少见，多为中期或后期，患者多因风寒客于肌肤，或冷水洗面，导致血热寒凝，血瘀凝结，且病程迁延日久，病久则瘀，皮损先红而后紫黯，鼻部逐渐肥厚变大，或结节增生如瘤状，形成鼻赘。日久风寒外束，血瘀凝结，则出现舌紫苔薄白，或有瘀斑，脉细涩。治疗上往往先活血清热，后活血化瘀，重用凉血活血药，方用通窍活血汤加减，久不愈者配合大黄䗪虫丸，外用颠倒散缓缓调之。

4. 清热除湿法

例一：患者，男，成年，玫瑰痤疮，现症见屡发脓点，便干，纳差，苔黄腻，脉弦滑。方用苍术 9g*、厚朴 9g*、尾连 6g*、黄芩 9g*、丹皮 9g*、赤芍 9g*、枇杷叶 9g*、桑白皮 9g*、泽泻 9g*、赤茯苓 9g*、大青叶 15g。

例二：患者，女，成年，面部玫瑰痤疮半年，现症见潮红明显，伴有腹泻，饮食不香，舌红苔薄黄，脉细。方用苍术 9g*、陈皮 6g*、当归 9g*、赤芍 9g*、川芎 9g*、茯苓 9g*、泽泻 9g*、黄芩 9g*、尾连 6g*。

[**注释**] 此类玫瑰痤疮较少见，多为脾胃湿热较重，患者可见面部潮红，皮损处可见脓疱，面部油脂分泌旺盛，纳差，便溏等症状。治以清热除湿化瘀之法，常用苍术、厚朴、茯苓、泽泻等健脾利湿，赤芍、川芎活血化瘀，枇杷叶、大青叶等清热，临床上根据痰、瘀、热的轻重配伍用药。

5. 外治法

例一：患者，女，成年，面部玫瑰痤疮，现症见月经愆期，舌质淡，脉细数，口服乌鸡白凤丸，每次一丸，一日三次；颠倒散，凉水或凉茶调之外用。

例二：患者，女，成年，玫瑰痤疮 2 年，外用方有密陀僧 15g、轻粉 3g、杏仁 9g，研细外用。

例三：患者，玫瑰痤疮，症状轻，有粟丘疹，外用方有轻粉 6g、杏仁 9g、硫黄 9g，研末茶调外用。

【方药传真】

1. 皮炎汤（见"十三、多形红斑"）

适应证：血热证之植物性皮炎，接触性皮炎，植物日光性皮炎，玫瑰痤疮等。症见皮损鲜红，伴有发热，口干，咽痛，肌肉关节酸痛，便秘，溲赤，苔薄黄，脉滑数。

评按：玫瑰痤疮可出现血热壅盛表现，可配合皮炎汤清营血热毒。

2. 凉血五花汤

组成：鸡冠花 9g、玫瑰花 9g、红花 9g、菊花 9g、凌霄花 9g。

功用：凉血活血，疏风解毒。

适应证：玫瑰痤疮红斑期，玫瑰糠疹，多形红斑，盘状红斑狼疮初期。症见患者面部出现红斑、毛细血管扩张。

服法：水煎服，日一剂，早晚两次分服。

评按：方中凌霄花凉血活血泻热为主，玫瑰花、红花理气活血化瘀，鸡冠花疏风活血，野菊花清热解毒。本方对各种红斑性的皮肤病均有较好疗效，玫瑰痤疮见患者面中部出现红斑、毛细血管扩张，均可用本方凉血活血，改善红斑。因为药味取花，花性轻扬，所以本方以治疗病变在上半身或全身散发者为宜。

3. 凉血清胃饮

组成：生地黄 30g、丹皮 9g、赤芍 9g、黄芩 9g、知母 9g、生石膏 30g、桑白皮 9g、枇杷叶 9g、生甘草 6g。

功用：清肺胃经热。

适应证：痤疮，玫瑰痤疮。症见多形性损害，色潮红，兼肺热、胃火症状，如口臭，食多，大便干燥，苔白舌红，脉浮数。

服法：水煎服，日一剂，早晚两次分服。

评按：方中生地黄、丹皮、赤芍凉血清热；黄芩、枇杷叶、桑白皮清肺热；知母、生石膏清胃热；生甘草清热解毒。本方对于脾胃积热、上蒸于肺的痤疮、玫瑰痤疮均有较好的疗效。

4. 枇杷清肺饮（见"七、痤疮"）

适应证：红斑期酒渣鼻，伴有面部潮红，苔薄，舌红，脉细数。

5. 凉血四物汤（见"七、痤疮"）

适应证：玫瑰痤疮初期。

6. 通窍活血汤

组成：归尾 15g、赤芍 15g、桃仁 9g、川芎 9g、红花 9g、生姜 9g、葱白 3 寸、大枣 7 个、麝香 0.3g*（包）（或用石菖蒲 9g 代麝香）。

功用：活血化瘀，通窍活络。

适应证：后期玫瑰痤疮寒凝血瘀证。可见鼻赘，多有苔薄，舌紫，脉弦。

服法：水煎服，日一剂，早晚两次分服。

评按：方中赤芍、桃仁、川芎、红花活血消瘀；麝香通窍活血通络；生姜、大枣调和营卫；葱白通阳入络。可用于玫瑰痤疮后期寒凝血瘀证。

7. 大黄䗪虫丸（见"七、痤疮"）

适应证：用于瘀血内停所致酒渣鼻。患者多患癥瘕，闭经，盆腔包块，子宫内膜异位症，继发性不孕症等。皮疹以结节、囊肿、瘢痕为主，或后期见鼻赘，舌黯，脉涩或沉细。

8. 凉血清肺饮

组成：生地黄 15g、玄参 12g、川石斛 12g、生石膏 30g、寒水石 12g、白花蛇舌草 30g、桑白皮 12g、黄芩 9g、生山楂 15g、虎杖 15g、生甘草 3g。

功用：清热泻肺，凉血解毒。

适应证：脂溢性皮炎，痤疮，酒渣鼻。

服法：水煎服，日一剂，早晚两次分服。

评按：方中生地黄、玄参、石斛滋阴清热凉血；玄参更兼泻火解毒，生石膏、寒水石清热泻火；桑白皮、黄芩专为清热泻肺；白花蛇舌草、虎杖清热凉血；甘草解毒和中；山楂一味，取其清除肠胃湿热壅滞之效。诸药合用，滋阴凉血，清热解毒，泻肺火，清肠胃湿热。若皮疹糜烂及伴油腻性脱屑者，加茵陈 15g、生薏苡仁 15g；鼻翼潮红者，加制大黄 9g、苦参片 15g；皮损结节囊肿，加益母草 15g、莪术 12g 等活血化瘀；大便干结者，加全瓜蒌 12g、枳实 9g。

9. 乌鸡白凤丸（见"七、痤疮"）

适应证：气血不足之玫瑰痤疮。症见面部红斑，伴月经愆期，舌质淡，脉细。

10. 外用方

颠倒散：大黄、硫黄各 15g，研成粉末，茶水调和后外搽。

一扫灵：水银五分，胡桃肉三钱，大枫子十个去壳，共捣如泥，青布包，擦患处。

香黄散：硫黄五钱，杏仁二钱，研烂，轻粉一钱，各研匀混合，晚卧时用萝卜汁调敷，每日一次，晨洗去。

轻粉 6g、杏仁 12g、硫黄 12g，先将轻粉研细，加杏仁同研，后加硫黄研和。

密陀僧 60g，玄参、硫黄各 30g，轻粉 25g，研末，蜜调成糊状外搽。

11. 红花

红花入心、肝血分，秉辛散温通之性，活血祛瘀、通经止痛之力强，治疗疮疡肿痛，可与当归、赤芍、金银花等药同用。又能活血通脉以化瘀消斑，可用于瘀热郁滞之斑疹色黯，常配伍当归、紫草、大青叶等，如当归红花饮。

12. 凌霄花

凌霄花辛散行血，活血力强，能破瘀血，通经脉，散癥瘕，消肿痛。其性寒，既能清热凉血，又能祛风止痒，宜用于血热风盛的瘙痒性皮肤病。治血热型红斑性皮肤病，可与红花、鸡冠花、野菊花等同用，如凉血五花汤；治周身瘙痒，可单用为末酒调服，亦可与生地黄、丹皮、刺蒺藜等同用；治皮肤湿癣，可与防风、苦参、白鲜皮等同用，也可与黄连、白矾、雄黄等同用外涂，如凌霄花散。

13. 鸡冠花

鸡冠花甘涩性凉，有收敛凉血止血之功，常与红花、凌霄花、野菊花等同用，如凉血五花汤，治血热型红斑性皮肤病。

14. 丹参

丹参苦泄，主入心肝血分，功善活血化瘀，调经止痛，祛瘀生新，为治血瘀证的要药。性寒入血分，既能凉血活血，又能散瘀消痈，可用于热毒瘀阻所致的疮痈肿痛，常配伍金银花、连翘、紫花地丁等药。

15. 玫瑰花

玫瑰花味甘、微苦，性温，入肝、脾经，功能行气解郁、和血散瘀。皮肤科取其行气和血功效，可治疗红斑性皮肤病初期，如玫瑰痤疮、多形红斑、盘状红斑狼疮等，常与鸡冠花、野菊花、凌霄花等同用，如凉血五花汤。

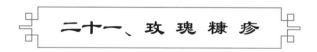

二十一、玫瑰糠疹

玫瑰糠疹是皮肤发生圆形或椭圆形的淡红色斑片，伴脱屑及不同程度的瘙痒，皮损好发于躯干及四肢近端，长轴与皮纹一致，常先出现母斑，继而出现多个大小不等的继发斑，病程有自限性。与中医学文献中记载的"风热疮""风癣""血疳"等相似。

【临证心法】

本病可因过食辛辣或心绪烦躁化火，致使血热内蕴，复感风邪而成；亦可因外感风热之邪而闭塞腠理，郁而化热，血燥成疮。其证型可分为血热风燥证和血虚风燥证。朱老以凉血清热、消风止痒法治疗血热风燥证，方用凉血消风散加减；血虚风燥型治以养血润燥，消风止痒，方用当归饮子加减。

1. 凉血消风法

例一：患者，男性，16 岁，躯干四肢斑疹，伴细鳞屑。治以凉营清热，活血消风，方用当归 9g*、荆芥 9g*、防风 9g*、蝉蜕 9g*、桃仁 9g*、红花 9g*、马勃 3g*、知母 9g*、生地黄 30g、赤芍 9g、石膏 30g。服 4 剂愈。

例二：患者，女性，成年，胸背、上肢玫瑰糠疹 1 周。方用荆芥 9g*、防风 9g*、蝉蜕 6g*、紫草 9g*、白蒺藜 9g*、苦参 9g*、生石膏 30g*、金银花 9g*、连翘 9g*、当归 9g*、赤芍 9g*、大青叶 9g*。

例三：患者，男性，27 岁，胸背玫瑰糠疹 1 周，舌质红，苔薄白。证属血热内盛，外受风邪，闭塞腠理而成。治以凉血清风，消风止痒，方用生地黄 30g*、赤芍 9g*、当归 9g*、紫草 9g*、荆芥 9g*、苦参 9g*、地肤子 9g*、蝉蜕 6g*、白蒺藜 9g*、生甘草 6g*、生石膏 30g。

二诊：服 6 剂后胸背玫瑰糠疹渐消，仍痒剧，舌质红，苔薄白，故加白芷 4.5g。

三诊：皮疹退，前方加大青叶 9g，服 3 剂愈。

[注释] 患者血热内盛之体，外感风邪，内外合邪，内热凝滞，郁于肌肤，闭塞肌腠而发病。可用荆芥、防风、蝉蜕、白蒺藜疏风止痒；马勃、金银花、连翘、大青叶等清肺、散血热；生地、赤芍、紫草、当归、桃仁、红花凉血活血；石膏、知母清解肌热；苦参清热燥湿止痒。

例四：患者，女性，成年，急性发作，舌质紫红，苔净。以凉血消风法治疗，服消风一号方。

例五：患者，女性，成年，发病 2 个月，现症见舌尖红，脉细滑，以消风清热法治疗，予消风一号方加紫草 9g*。

[注释] 玫瑰糠疹此证多属热入血分，外受于风，血热风燥。服用消风

一号方消风止痒，清热凉血。消风一号方加紫草可疏风清热，加强凉血之效。

例六：朱老曾治三名成年女性患者，均以凉血活血法，效不佳，改为凉血消风法。

其一皮疹位于胸背部，舌尖红，脉细弦，初诊服凉血活血方无效（生地黄、槐花、紫草、丹皮、生侧柏叶、鸡血藤、红花、丹参、青皮、石菖蒲），二诊改为消风一号方加紫草 9g*，效佳。

其二亦为胸背部玫瑰糠疹，且皮疹逐渐增多，舌尖红，脉细弦，服凉血活血方（生地黄、生黄芪、生侧柏叶、紫草、丹皮、鸡血藤、红花、丹参、青皮、石菖蒲）无效，后改为消风一号方加紫草 9g，效佳。

其三舌红，苔黄燥，仍服凉血活血方无效，改为消风一号方加紫草 9g* 见好。

[注释] 以上患者初治以凉血活血，效果不佳，结合玫瑰糠疹病因病机，血热之体，外感风邪，内外合邪，内热凝滞，郁于肌肤，血热之余仍有外风郁闭腠理，加以疏风法方取得良好疗效。

2. 凉血清营法

患者，玫瑰糠疹泛发全身，皮肤潮红，予皮炎汤加紫草 9g* 治疗。

[注释] 玫瑰糠疹此证属毒热入营，血热炽盛，予清营凉血、解毒化斑之皮炎汤。

【方药传真】

1. 凉血消风散（消风一号方）

组成：生地黄 30g、当归 9g、荆芥 9g、蝉蜕 6g、苦参 9g、白蒺藜 9g、知母 9g、生石膏 30g、生甘草 6g。

功用：消风清热凉血。

适应证：脂溢性皮炎，荨麻疹，玫瑰糠疹等风盛血热证。发病急，皮疹淡红色，皮肤干燥，脱细小鳞屑，有轻重不同的瘙痒，伴有心烦，口渴，大便干燥，小便微黄，舌尖红，苔白或薄黄，脉弦滑微数。

服法：水煎服，每日一剂，两次分服。

评按：该方为《医宗金鉴》消风散加减而成，主以生地黄、当归、甘草凉血；石膏、知母清热；以荆芥、蝉蜕清散之力开腠理，祛风邪；苦参、白蒺藜消风止痒。主治以消风清热凉血，适用于风热血燥证。

2. 皮炎汤

见"十三、多形红斑"。

3. 紫草

紫草味苦性寒，入心包络、肝经。主要功效为凉血活血，清热解毒，透疹消斑。《名医别录》云其"疗腹肿胀满痛，以合膏，治小儿疮及面皶"，《本草经疏》云紫草"禀天地阴寒清和之气，故味苦气寒而无毒"，合膏药，疗小儿痘疮及面皶，皆凉血之效也。现代研究主要含紫草素（紫草醌）、乙酰紫草素等。紫草水提液、醇提液有抗炎、抑菌、止血作用，紫草水煎剂有抗病毒作用。在治疗湿疹、皮炎、溃疡等皮肤病时都具有独特的优势和疗效。

【拾遗杂录】

玉黄膏、祛湿散可外用治疗玫瑰糠疹。

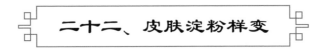

二十二、皮肤淀粉样变

皮肤淀粉样变分为原发性和继发性。原发性皮肤淀粉样变是指组织病理见淀粉样蛋白沉积于正常皮肤中而不累及其他器官的一种慢性皮肤病。继发性皮肤淀粉样变指淀粉样蛋白沉积于皮肤病的病灶内。皮损初起为针头大小的褐色斑、丘疹，逐渐增大为圆形、半圆形或多角形的扁平隆起，日久密集成片。皮肤粗糙肥厚，伴剧烈瘙痒。在中医学文献中可属"松皮癣""顽癣"等范畴。

【临证心法】

本病乃先天禀赋不足，气血失和，外感风湿之邪，客于肌肤，留郁不去，耗伤阴血，或气滞阻络，或血虚风燥，或痰瘀互结而致。

止痒洗方外用

例一：患者，下肢淀粉样变，瘙痒剧。方用风疹二号方加归尾 9g*、丹参 9g*、金银花叶 9g*、白芷 6g*、苦参 9g* 水煎服。以稀莶草 30g、明矾 15g、红花 15g、黄柏 15g 煮水外洗后，同时外用薄肤膏。

[**注释**] 患者瘙痒剧烈，以风疹二号方祛风燥湿，清热解毒，活血养血。皮肤淀粉样变患者皮损肥厚，朱老擅用止痒洗方外洗，可活血通络，软化肥厚皮损，燥湿止痒，效佳。外洗方中豨莶草祛风除湿，活血；明矾燥湿止痒，祛除风痰；红花活血化瘀；黄柏燥湿清热。

例二：患者，皮肤淀粉样变，予鹤虱 30g、淫羊藿 15g、石榴皮 15g、苦参 30g、白矾 30g、红花 15g。外洗治疗，效佳。

[**注释**] 鹤虱外用取其杀虫的功效；淫羊藿外用可抗炎消肿；石榴皮含鞣质，外用可收敛杀虫；苦参清热燥湿，配以白矾杀虫止痒；红花活血通络。

【方药传真】

1. 祛风胜湿汤（风疹二号方）

组成：荆芥 9g、防风 9g、羌活 9g、蝉蜕 9g、茯苓皮 9g、陈皮 6g、金银花 9g、甘草 6g。

功用：祛风胜湿，佐以清热。

适应证：皮肤淀粉样变，丘疹性荨麻疹，丘疹性湿疹，瘙痒症等。

服法：水煎服，每日一剂，早晚两次分服。

评按：本方由《太平惠民和剂局方》中的消风散加减而成。方中荆芥、防风、羌活、蝉蜕解表祛风，荆芥、蝉蜕亦可透疹，防风、羌活祛风胜湿；陈皮、茯苓皮利水渗湿；金银花疏风清热；甘草调和诸药。主治以祛风胜湿清热，适用于风湿热证。

2. 薄肤膏

组成：密陀僧末 620g、白及末 180g、轻粉 125g、枯矾 30g、凡士林 1 870g。

制法：将轻粉研细至不见星，加入密陀僧末、白及末、枯矾，研至极细，再加入凡士林调成油膏。

适应证：慢性湿疹，皮肤淀粉样变等皮损较厚者。

用法：外用，取适量涂擦于皮损。

评按：密陀僧、轻粉外用可杀毒收敛；枯矾为白矾的煅制品，外用可燥湿止痒；白及苦涩质黏，外用可敛疮生肌。

3. 止痒洗方

组成：透骨草 30g、红花 15g、苦参 30g、雄黄 15g、明矾 15g。

制法：水煎泡洗。

适应证：神经性皮炎，皮肤淀粉样变等皮损极厚者。

用法：煎水半盆，半温时用毛巾或纱布反复外洗，每日 3~4 次，每次 15 分钟。

评按：透骨草外用取其软坚的功效；红花活血通络；苦参清热燥湿，杀虫止痒；雄黄温燥，外用可解毒杀虫；明矾杀虫止痒。此方外洗可软坚止痒。

4. 豨莶草

豨莶草辛苦性寒，又能祛风除湿，清热解毒，治湿疹瘙痒，可单用内服或外洗，亦可配刺蒺藜、地肤子、白鲜皮等祛风利湿止痒之品；治疮痈肿毒，红肿热痛者，可与蒲公英、野菊花等清热解毒药同用；治发背，疔疮，可与小蓟、紫花地丁等药同用。治湿疹瘙痒，痈肿疮毒宜生用。

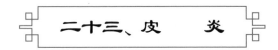

二十三、皮　炎

皮炎从字面上的意义可考虑为"皮肤炎症"，可以是感染或非感染炎症，包括很多疾病，如接触性皮炎、过敏性皮炎、特应性皮炎、神经性皮炎等。与中医学文献中记载的"风毒肿""面游风毒"相类似。

清热解毒凉血法

例一：患者，女性，成年，皮炎，现症见皮损潮红、肿、无渗液。予皮炎汤内服；外用生地榆煮水湿敷，效佳。

例二：患者，男性，成年，面部皮炎，现症见多处红丘疹，潮红，痒感，舌尖红，苔薄白。方用皮炎汤加冬瓜皮 30g、枇杷叶 9g、桑白皮 9g，3 剂即愈。

例三：患者，男性，成年，面部皮炎，现症见皮损潮红，舌黯苔黄，脉细数，治以凉血清热，消风止痒，方用皮炎汤加蝉蜕 3g、地肤子 12g。

例四：患者，女性，成年，面部皮炎，现症见面部红丘疹，眼睑肿，伴有气喘，平素易过敏。方用皮炎汤加麻黄 3g、杏仁 6g。

例五：患者，女性，成年，面部皮炎，现症见面部红丘疹，痒感，舌尖红，苔薄白。方用皮炎汤加冬瓜皮 30g、枇杷叶 9g、桑白皮 9g，3 剂见大效。

例六：患者，女性，成年，面部皮炎，手部急性接触性皮炎。方用皮炎方内服；以生地榆湿敷外用。

例七：患者，女性，成年，面部皮炎，现症见眼睑肿，痘疹。过敏体质。方用皮炎方加麻黄 3g、杏仁 6g。

[注释] 对于面部皮炎，皮损潮红、肿胀者，予皮炎汤加减。瘙痒甚加蝉蜕、地肤子；过敏体质加麻黄、杏仁；冬瓜皮解风热，消水肿；枇杷叶、桑白皮清解肺热。外用生地榆湿敷，清热解毒，凉血消肿。内外合治，收效甚捷。

【方药传真】

1. 皮癣汤

组成：生地黄 30g、当归 9g、赤芍 9g、黄芩 9g、苦参 9g、苍耳子 9g、白鲜皮 9g、地肤子 9g、生甘草 6g。

功用：凉血润燥，祛风止痒。

适应证：血热风燥证之泛发性神经性皮炎，皮肤瘙痒症，丘疹性湿疹。症见红色丘疹，瘙痒极甚，舌质红，苔薄白或薄黄。

服法：水煎服，日一剂，早晚两次分服。

评按：生地黄、当归、赤芍凉血润燥；黄芩、甘草清热解毒；苍耳子、苦参、白鲜皮、地肤子祛风除湿，清热止痒。

2. 皮炎汤

见"十三、多形红斑"。

3. 石膏

石膏味甘、辛，性大寒，入肺、胃经，生用功能清热泻火，除烦止渴，煅用功能收湿生肌，敛疮止血。若温邪渐入血分，气血两燔而见高热不退、发斑发疹者，常与玄参、牡丹皮、栀子等同用，如清瘟败毒饮。若治药物性皮炎、日光性皮炎、多形红斑、红皮病等热毒蕴结肌肤血分之斑疹性皮肤病，可与生地黄、丹皮、金银花等药同用，如皮炎汤。煅石膏性味甘辛涩寒，外用有收湿生肌、敛疮止血之功，常与红粉配伍，如九一丹，可治疮疡溃而不敛；配黄柏研末外用可治湿疹瘙痒；与青黛同用可治烧烫伤；单用研末外撒可治外伤出血。

4. 生地榆

生地榆功能凉血止血，解毒敛疮。苦寒能泻火解毒，味酸涩能敛疮，为治烧烫伤之要药，可单味研末麻油调敷，或配大黄粉或紫草、冰片研末调敷。又治热毒疮痈，既可内服，亦可外敷，以鲜品为佳。也可治湿疹及皮肤溃烂，可单品浓煎或与苦参、马齿苋、黄柏等同煎用纱布浸湿外敷，或配煅石膏、枯矾研末外掺患处或麻油调敷。

【拾遗杂录】

1. 手背光敏性皮炎，以青蒿 250g，为蜜丸，每丸 9g，日服 2 丸。

2. 外用湿敷可用生地榆或马齿苋煮水。生地榆滋润，苦酸微寒，功效清热凉血，收敛止血；马齿苋较干燥，酸寒滑利，功效为清热解毒，凉血利肠。

3. 一油漆皮炎女患者，予皮炎汤 3 剂即愈。

4. 治皮炎（"风毒肿""面油风毒"，包括药物性皮炎及植物日光性皮炎）忌用辛温散风之药，防其风助火势，肿势更厉，用皮炎汤即可取效。如在阴茎阴囊，有皮损可以导赤散加木通；湿热象明显加黄芩、茯苓、泽泻。

5. 沙土皮炎，无渗液者，可用生地榆湿敷。

6. 急性皮炎一般不用乌梢蛇，有激发作用，然皮肤苔藓样变可用。

7. 烧伤后皮炎，症见红肿热痛，可予生地榆 30g 煮水湿敷患处，日 1 次，每次 15 分钟。

8. 面部急性皮炎，潮红、肿，以生地榆水煮湿敷，效尤佳。

9. 马齿苋，解毒利湿，有抗组胺作用。

10. 头部泛发性皮炎，外洗方用白鲜皮 30g、苦参 15g、地肤子 9g。

11. 朱老治疗 4 岁女童，手背沙土皮炎，半月。方用淫羊藿 30g、鹤虱 30g、蝉蜕 9g、苦参 15g，煮水外洗；同时外用加味五石膏。

12. 急性皮炎不用风药。朱老谓：急性皮炎，系风热化毒，若用风药则风火相煽，故不用药性辛温燥一类之风药，如羌活、白芷。荆芥性平和可用之。

13. 外用方可予六一散 15g、枯矾 3g，混合扑之。

二十四、丘疹性荨麻疹

丘疹性荨麻疹又名荨麻疹样苔藓，婴儿苔藓，急性单纯性痒疹。是一种发生在儿童中常见的过敏性皮肤病。其特点为纺锤形水肿性红色风团样丘疹或丘疱疹，自觉瘙痒。中医称本病为"土风疮""水疥""风丹""细皮风疹""水疮湿疡"。

【临证心法】

本病主要是由于禀赋不耐，胎中遗热，湿热内蕴，外受虫毒或食入腥发动风助火，脾胃运化失调，湿热郁阻，复感风热之邪发于肌肤而成。临床常见风热证和湿热郁阻证。风热证：体内本有蕴热，遇风热邪气，搏于肌肤脉络，可见红色疹块，中间有少量水疱，偶见血疱，由于风邪易袭上，故多发于上肢，成批出现，此起彼伏，自觉瘙痒。舌质红，苔薄黄，脉浮数。治疗当疏风清热，用消风散或疏风清热饮。湿热郁阻证：素体禀赋不耐，进食发物、油腻等物，导致脾胃运化不能，酿生湿热；或感受虫毒，可见疹块大小不等，散在分布，色红或黯红，高出皮肤，中间常有水疱和大疱，抓破有渗出。由于湿为阴邪易趋于下，故好发于下肢、臀部。瘙痒无度，舌红，苔薄黄或腻，脉濡或滑数。治疗宜清热利湿，祛风止痒，用风疹二号方加泽泻、车前子、木通、白鲜皮加强祛湿止痒功效。若因饮食诱发，可加焦三仙、炒麦芽。

1. **清热祛风，健脾化湿法**

例一：患者，男，6 岁，丘疹性荨麻疹。方用风疹二号方，以羌活 4.5g、蝉蜕 3g、甘草 3g、荆芥 6g、防风 6g、茯苓 6g、陈皮 6g、金银花 6g。效佳。

例二：患者，女性，成年，丘疹性荨麻疹，现症见咽痛，舌尖红，风疹二号方去羌活，加金银花 9g*。

例三：患者，男性，3 岁，丘疹性荨麻疹，现症见低热，纳差，剧痒。方用荆芥 4.5g、防风 4.5g、羌活 3g、金银花 6g、连翘 6g、生甘草 3g、陈皮 6g、茯苓 6g。

例四：患者，5 岁，丘疹性荨麻疹，现症见纳少，消化功能差。风疹二号方加苍白术各 4.5g、枳壳 3g。服后症状明显控制。

例五：患者，儿童，丘疹性荨麻疹，现症见纳少，消化功能差。方用风疹二号方加苍术 1.5g、白术 1.5g、枳壳 3g。效佳。

例六：患者，男性，4 岁，丘疹性荨麻疹，方用荆芥 6g、防风 6g、羌活 4.5g、蝉蜕 4.5g、茯苓 6g、陈皮 6g、连翘 6g、甘草 4.5g，便干加枳壳 3~6g，亦可加沙参 6g*。

例七：患者，女性，10 岁，丘疹性荨麻疹，现症见水疱散发，舌红苔薄黄，脉滑，治以疏风清热。方用羌活 9g*、荆芥 9g*、防风 9g*、白芷 6g*、条芩 9g*、生姜 6g*、甘草 6g*、大枣 12g*、生石膏 30g，如有疱疹则利湿。

例八：患者，男性，15 岁，丘疹性荨麻疹，同时伴有掌部角化症，方用苍术 600g、当归 60g、白鲜皮 60g，浓煎加蜂蜜 120g，日服 1 匙，日 3 次。

例九：患者，丘疹固定型荨麻疹，剧痒，舌红苔黄，脉弦细，原用风疹一号方，后改风疹二号方加白芷 6g、白鲜皮 9g。

例十：患者，丘疹性荨麻疹，方用羌活 6g*、白芷 3g*、沙参 4.5g*、茯苓 4.5g*、陈皮 6g*、金银花 6g*、连翘 4.5g*、炒白术 4.5g*、荆防各 4.5g、蝉蜕 3g。（此处未说明患者年龄，根据荆芥、防风、蝉蜕三味药量，猜测为儿童，故其他剂量均从之）

例十一：患者，男性，成年，丘疹性湿疹，现症见舌质正常，舌体胖，脉弦细。治以疏风清热利湿，方用羌活 9g*、荆芥 9g*、防风 9g*、白芷 6g*、北沙参 9g*、茯苓 9g*、陈皮 9g*、炙甘草 6g*、浮萍 9g、蝉蜕 6g、藿香 9g、生地黄 24g。

例十二：患者，女性，13 岁，胸部，上肢丘疹性湿疹，痒剧。方用荆芥 9g、防风 9g、当归 12g、炒牛蒡子 9g、蝉蜕 9g、生石膏 30g、生甘草 9g、苦参 9g、苍术 9g、知母 12g、茯苓 12g，水煎服；外用九华粉洗剂外洗。

例十三：患者，男性，10 岁，上肢、腹部，腘窝丘疹性湿疹 1 个月，舌质红，脉滑数。服清热利湿方无效，改用凉血消风法，以丹皮 9g*、大青叶 12g*、生地黄 24g*、白茅根 9g*、生石膏 30g*、知母 9g*、羌活 9g*、荆芥 9g*、防风 9g*、白芷 6g*、升麻 6g*。

[**注释**] 患者内蕴湿热，复感风邪虫毒，荆芥、防风、蝉蜕、羌活祛风止痒；金银花、连翘、牛蒡子、大青叶清热解毒；生地黄、丹皮、白茅根清热凉血；黄芩、苦参燥湿清热；苍术、茯苓健脾利湿；知母、沙参养阴，防止疏散太过及苦寒伤阴；白鲜皮祛风止痒。小儿丘疹性荨麻疹，便干用风疹二号方加枳壳，纳差用风疹二号方加苍术、白术、扁豆、炒枳壳。

2. 清热利湿法

例一：患者，下肢丘疹性荨麻疹，搔抓后糜烂渗液且有继发感染，予湿疹一号方加蚤休 9g、连翘 9g。

[**注释**] 患者皮损渗出较多，为湿热内盛，浸淫皮肤，以湿疹一号方即龙胆泻肝汤加减，以清利湿热，里热炽盛者加蚤休、连翘清热解毒。

例二：患者，四肢丘疹性荨麻疹半年，皮损处见搔痕血痂，剧痒，舌红苔黄腻。嘱用湿疹一号方或宁荨一号丸，不用湿疹三号方或除湿丸。

[**注释**] 患者舌红苔黄腻，湿热内蕴，以湿疹一号方清利湿热，宁荨一号丸凉血活血，消风止痒。湿疹三号方、除湿丸乃滋阴除湿之法，不适合此案。

【**方药传真**】

1. 祛风胜湿汤（风疹二号方）（见"二十二、皮肤淀粉样变"）

适应证：用于风湿证之丘疹性荨麻疹，丘疹性湿疹，瘙痒。适用于风湿热类型的皮肤病。

服法：儿童用三分之二量，幼儿用半量。

2. 活血祛风汤（风疹五号方）

组成：当归 9g、赤芍 9g、桃仁 9g、红花 9g、荆芥 9g、蝉蜕 9g、白蒺藜 9g、甘草 6g。

功用：活血祛瘀，和营消风。

适应证：血瘀风盛证之丘疹性荨麻疹。

服法：水煎服，日一剂，早晚两次分服。

评按：方中当归辛温，养血活血；赤芍凉血活血；桃仁、红花活血化瘀；荆芥祛风，蝉蜕疏散风热、透疹；白蒺藜苦温祛风；甘草清热，调和诸药。全方药物寒温得当，共奏活血祛风之功。

3. 清热利湿方（湿疹一号方）

组成：生地黄 30g、黄芩 9g、赤茯苓 9g、泽泻 9g、车前子 9g（包）、木通 6g、六一散 9g（包）、龙胆草 9g。

功用：利湿清热。

适应证：急性渗出多之湿热证，如急性湿疹，下肢丹毒，带状疱疹等。

服法：水煎服，日一剂，早晚两次分服。

评按：本方为龙胆泻肝汤化裁，方中龙胆草清利肝经湿热；黄芩苦寒清热燥湿；赤茯苓、泽泻、车前子、木通渗湿泄热，导热下行；生地黄清热凉血，养阴生津，使热邪去而不伤阴；六一散清利湿热。诸药相合，共奏清热利湿之功。

4. 健脾除湿汤（湿疹二号方）

组成：苍术 9g、白术 9g、陈皮 9g、厚朴 9g、猪苓 9g、茯苓 9g、泽泻 9g、六一散 9g（包）、桂枝 9g。

功用：健脾利湿。

适应证：脾虚湿盛证之泛发性湿疹，带状疱疹，天疱疮等。

服法：水煎服，日一剂，早晚两次分服。

评按：本方由五苓散化裁而来，方中白术、苍术健脾燥湿；猪苓、茯苓、泽泻利水渗湿；陈皮、厚朴理气燥湿；桂枝温阳化气；六一散清热利湿不伤阴。诸药相合，共奏健脾除湿之功。

5. 宁荨一号丸

组成：生地黄 300g、当归 90g、荆芥 90g、蝉蜕 60g、苦参 90g、白蒺藜 90g、知母 90g、生石膏 150g、紫草 90g、桃仁 90g、生甘草 60g。

制法：研成细末，炼蜜为丸，每丸重 9g。

功用：凉血活血，消风止痒。

适应证：急慢性荨麻疹，玫瑰糠疹，脂溢性皮炎等。

服法：每日早晚各服两丸，温水送服。

评按：本方由消风散化裁而来，方中荆芥、白蒺藜祛风止痒；蝉蜕疏风透疹止痒；苦参清热燥湿；石膏、知母清热；生地黄、紫草凉血活血；当归、桃仁养血活血；生甘草调和诸药。共奏凉血活血、消风止痒之功。

6. 消风清热饮（风疹一号方）

组成：荆芥 9g、防风 9g、浮萍 9g、蝉蜕 6g、当归 9g、赤芍 9g、大青叶 9g、黄芩 9g。

功用：消风清热。

适应证：急性荨麻疹。

服法：水煎服，日一剂，早晚两次分服。

评按：荆芥、防风、蝉蜕、浮萍疏风清热；黄芩、大青叶苦寒清热；当归、赤芍和营活血。适用于风热型，舌质红，苔薄白，脉细滑等。

7. 滋阴除湿汤（湿疹三号方）

组成：生地黄 30g、玄参 12g、当归 12g、丹参 15g、茯苓 9g、泽泻 9g、白鲜皮 9g、蛇床子 9g。

功用：滋阴养血，除湿止痒。

适应证：亚急性湿疹，慢性阴囊湿疹，天疱疮等。

服法：水煎服，日一剂，早晚两次分服。

评按：生地黄、玄参滋阴清热；当归、丹参养血和营；茯苓、泽泻除湿不伤阴；白鲜皮、蛇床子除湿止痒。用于湿疹反复不愈，日久伤阴耗血，舌淡苔净或光之证。

8. 除湿丸

组成：干地黄 180g、玄参 120g、丹参 150g、当归 90g、茯苓 90g、泽泻 90g、白鲜皮 150g、蛇床子 90g、地肤子 90g。

制法：研细末，水泛为丸，每包 18g。

功用：滋阴养血，除湿止痒。

适应证：阴伤证之亚急性湿疹，慢性阴囊湿疹。症见皮损色黯或色素沉着，或粗糙肥厚，瘙痒剧烈，舌红少苔。

服法：每日早晚各服半包，温水送服。

评按：本方由湿疹三号方化裁而来，剂型有变。制成丸剂，图缓缓之功。

【拾遗杂录】

用活血祛风法时，若患者纳食少，则服风疹五号方三分之二量，加枳壳 3g、苍白术 4.5g。

二十五、皮肤瘙痒症

皮肤瘙痒症是指仅有皮肤瘙痒而无原发性皮肤损害的皮肤病，属于神经精神性皮肤病。临床上分为局限性和全身性，局限性以阴部、肛门周围多见。中医称风瘙痒，血风疮（搔之有血痂），如局限于外阴、肛门称阴痒。

【临证心法】

皮肤瘙痒症的病机为肝脾两经湿热，外受风邪袭于皮肤，郁于肺经，肺主皮毛，风邪郁于肌肤日久则耗血生燥。表现为瘙痒无度，搔破津血，日轻夜重，令人烦躁口渴，夜不能寐，大便秘结。分为血热型，血虚型，风湿型，风重型。

血热型皮肤瘙痒症，证属心经有火，血热生风。症见皮肤瘙痒，焮红，条状血痕，受热易痒，或夏季发病，或见口干，心烦，脉弦滑带数，舌绛或舌尖红，苔薄黄。治以凉血清热，消风止痒。药用生地黄、丹皮、赤芍、丹参、苍耳子、苦参、白鲜皮、地肤子、白蒺藜、生甘草。

血虚型皮肤瘙痒症，多见于老年瘙痒症，秋冬易患。证属气血两虚，血不养肤，肝风内生，风盛则痒。症见皮肤干，瘙痒血痕，面色无华，或见头晕，心烦失眠，脉弦细，舌淡苔净。治以当归饮子加减，药用生熟地、何首乌、当归、白芍、荆芥、白蒺藜、黄芪、火麻仁、麦冬、甘草。失眠加酸枣仁、茯苓、合欢皮；便干用煅龙牡则更干，而生龙牡不影响大便。

风湿型皮肤瘙痒症，证属湿热内蕴，外受于风。症见皮肤痒，搔后起水疱，流水，脉弦滑，舌苔白腻或苔薄黄腻。治则为祛风胜湿，清热止痒。方用《局方》消风散加减，具体药物为荆芥、防风、羌活、白芷、蝉蜕、陈皮、茯苓皮、枳壳、金银花、甘草。

风重型皮肤瘙痒症，证属风邪郁久，化热化燥。症见皮肤痒，经年累月，皮肤肥厚，顽固不愈，脉弦细，舌红苔薄黄。治则为搜风清热，方用乌蛇方。

1. 养血息风法

例一：患者，女性，72 岁，周身皮肤痒 4 个月，曾服凉血清热、祛风除湿药无效。现症见夜间加重，大便干，每日一行，舌质紫，苔光，脉弦滑。证属老年血虚阴伤，皮肤失养，风胜则燥，风动则痒。治则养血润燥，活血祛风。药用当归 12g、白芍 9g、熟地黄 30g、玄参 9g、麦冬 9g、丹皮 9g、红花 9g*、荆芥 9g*、白蒺藜 9g*、火麻仁 9g*、甘草 6g*。

二诊：服 12 剂后痒已减轻，近日又加重，搔后出小红丘疹，便干，脉弦细，舌紫苔光，中心薄黄。改以当归、赤芍、桃仁、红花、玄参、荆芥、白蒺藜、丹皮、火麻仁各 9g*，甘草 6g*。服 20 剂愈。

[注释] 老年人气血两虚，气虚不能运化津液润泽皮毛，血虚不能濡养肌肤，血虚风动，风盛则痒。治当以养血息风为法，方用当归饮子加减。

例二：患者，老年性皮肤瘙痒，现症见舌质红，苔黄，脉弦。原服神二方加丹皮、丹参、荆芥、防风、苦参，无效。改风癣汤去茜草、红花后，方为生地黄 30g、当归 9g、玄参 12g、丹参 15g、白鲜皮 9g、苦参 9g、何首乌 9g、黄芩 9g、白蒺藜 15g、蚕蛹 9g、地肤子 9g，效佳。

[注释] 神二方为平肝凉血之剂，朱老认为本例老年患者皮肤瘙痒为血虚风燥，治当以养血和营、消风止痒为法，故改为风癣汤加减，无明显血瘀之象，去茜草、红花之类。

2. 祛风除湿法

例一：患者，女性，62 岁，上半身皮肤瘙痒 5 个月，现症见上胸皮肤干，搔痕血痂，稍见溢水，胃纳呆滞，精神萎靡，夜不能寐，二便如常，苔白腻，脉弦细。证属风湿外淫肌肤而作痒，治以祛风除湿，方用风疹二号方加白芷 6g*，去蝉蜕。

二诊：皮肤痒轻，面部水肿，仍纳谷不馨，食后腹胀。证属脾失健运，脾湿蕴滞。拟健脾除湿，方用苍术 9g*、陈皮 9g*、茯苓皮 9g*、泽泻 9g*、冬瓜皮 15g*、六一散 9g*。

三诊：面肿消，皮肤微痒，胃纳较馨，腹胀。拟养血消风之法，方用当归 12g*、丹参 9g*、荆芥 9g*、防风 9g*、陈皮 9g*、茯苓皮 9g*、金银花 9g*、甘草 6g*。3 剂愈。

[注释] 此类瘙痒症属风湿浸淫证，应以祛风除湿为法，方用风疹二号

方加减。白芷辛香温燥，恐其伤阴而去之；加善治风湿浸淫肌肤之蝉蜕以透疹止痒。二诊时患者风邪已大去，脾不健运，水湿内停，久而化热，加苍术、陈皮健脾燥湿，茯苓皮、泽泻淡渗利湿，冬瓜皮利水消肿，六一散清热利湿。

例二：患者，女性，37岁，冬日开始，皮肤瘙痒，4年。现症见舌苔薄白，脉弦细。证属风湿之气蕴滞肌腠间，治以祛风除湿，清热止痒，方用风疹二号方，去蝉蜕加白芷6g。

二诊：痒大减轻，因月经来潮量少腹痛，上方加调经活血药当归12g、川芎12g、赤芍9g。

三诊：服后痒已止，偶有痒，上方去川芎，当归改归尾9g*。

四诊：吃鱼后复发。舌红苔薄黄，证属蕴湿已化风邪，未尽发泄，故以搜风止痒，清热败毒，方用乌蛇方加当归9g*、赤芍12g*，治愈。

[注释] 患者初诊时为风湿之气蕴滞肌腠间，治当以风疹二号方即消风散精简而成。患者食腥发之物后复发，舌红苔薄黄，此时风邪内盛为主，以乌蛇方加减，搜风清热。

3. 活血祛风法

患者，女性，39岁，全身皮肤痒1年，现症见皮肤瘙痒，冬夏皆剧，舌质紫黯苔净，脉弦细。证属血瘀生风，风动则痒。治以活血化瘀，消风止痒之法，药用归尾12g*、赤芍9g*、蝉蜕9g*、荆芥9g*、丹皮9g*、桃仁9g*、紫草9g*、苦参9g*、白蒺藜9g*、甘草6g*。

二诊：见效，上方去苦参、桃仁，加白鲜皮9g、地肤子9g*。

三诊：见效，考虑其血压高，头晕，加生龙牡各12g。

四诊：患肠炎后大便稀，下肢皮肤仍痒。宜健脾除湿祛风，方用苍术12g*、陈皮9g*、茯苓9g*、泽泻9g*、荆芥9g*、羌活9g*、白蒺藜9g*、煅龙牡12g*，服7剂愈。

[注释] 朱老认为夏日之皮肤瘙痒症，从血热风燥治之，故多用皮癣汤；冬日之皮肤瘙痒症，应从血虚风燥治之，但又分阴虚（舌红苔少）用止痒方，血虚（舌淡）用止痒二方。本例患者皮肤瘙痒冬夏皆剧，据舌脉，辨为血瘀生风。治风先治血，血行风自灭，故以活血祛瘀散风为法。

4. 重潜消风法

患者，女性，53岁，全身皮肤痒10天，舌红苔净，脉细弦。拟重潜消风之法，以灵磁石 15g、代赭石 15g、生牡蛎 15g、珍珠母 15g、蛤壳 15g、生地黄 24g、乌梢蛇 9g、浮小麦 30g、白蒺藜 9g、黄芩 9g。后服止痒方，痒稍轻。一月后复诊，原方加蝉蜕 9g*、苍耳子 9g*。

[注释] 方中代赭石、磁石、生牡蛎、珍珠母重镇息风，安神止痒；生地黄滋阴清热凉血；乌梢蛇祛风止痒，通经络；白蒺藜散风行血；黄芩清热燥湿；浮小麦除虚热；蛤壳清热利水化痰。诸药合用，重潜消风，祛湿止痒。

5. 滋阴息风法

患者，女性，女阴瘙痒症 4 个月，滴虫检查阴性，现症见舌质淡，无苔，脉细滑。证属肝肾阴虚，肝风内生。治以滋阴养肝、息风止痒之法，方用生地黄 30g*、茯苓 9g*、泽泻 9g*、玄参 9g*、白鲜皮 9g*、丹参 9g*、白蒺藜 9g*、生牡蛎 9g*、甘草 6g*。

[注释] 本例以阴虚风生，当以滋阴息风为法。生地黄、玄参滋阴清热；茯苓、泽泻利水渗湿；白鲜皮祛风燥湿；丹参活血祛瘀；白蒺藜散风行血；生牡蛎潜阳息风；甘草补脾益气，调和诸药。诸药合用以滋阴养肝，息风止痒。

6. 清热利湿外洗法

患者，男性，阴囊瘙痒，苔白，舌质红，脉细。方用当归尾 9g、刺猬皮 12g、鹤虱 30g、苦参 14g、威灵仙 9g，水煎外洗。内服止痒方，因腹泻加茯苓 9g、泽泻 9g，有效。

[注释] 归尾补血，活血，润燥；刺猬皮化瘀止痛，收敛止血；鹤虱、苦参杀虫燥湿止痒；威灵仙祛风湿，通经络。与止痒方内外兼顾。

【方药传真】

1. 祛风胜湿汤（风疹二号方）（见"二十二、皮肤淀粉样变"）

适应证：用于风湿证之瘙痒。

2. 当归饮子

组成：当归 9g、白芍 9g、川芎 6g、熟地黄 12g、白蒺藜 9g、荆芥 9g、何首乌 9g、黄芪 9g、甘草 6g。

功用：养血息风止痒。

适应证：皮肤瘙痒症。

服法：水煎服，日一剂，早晚两次分服。

评按：当归、白芍、川芎、熟地黄为四物汤的组成，具有补血活血之功；

何首乌养血滋阴；黄芪补气，助四物汤行气活血；荆芥、白蒺藜祛风；甘草润燥，调和诸药。以上诸药共奏养血、息风、止痒的作用。

3. 止痒息风方（止痒方）

组成：生地黄 30g、玄参 9g、当归 9g、白蒺藜 9g、煅龙骨 9g、煅牡蛎 9g、炙甘草 6g。

功用：养血润燥，息风止痒。

适应证：血虚阴伤证之皮肤瘙痒症，阴囊瘙痒症，女阴瘙痒症。症见皮肤干燥发痒，舌淡苔净，脉细弦。

服法：水煎服，日一剂，早晚两次分服。

评按：止痒方具有养血息风止痒的作用，方中生地黄、玄参清热凉血；白蒺藜散风行血；煅龙骨、煅牡蛎潜阳息风；炙甘草清热解毒，调和诸药。

4. 养血息风方（止痒二方）

组成：黄芪 15g、当归 9g、白芍 9g、川芎 6g、红花 9g、玄参 9g、荆芥 9g、白蒺藜 9g、甘草 9g。

功用：养血润燥，消风止痒。

适应证：多用于老年性皮肤瘙痒症。老年气血日衰，血不养肤，症见皮肤干燥发痒，苔净。蔡瑞康教授注示：朱老于此方之上加熟地黄 15g、丹参 9g，以增强养血润肤之效。

服法：水煎服，日一剂，早晚两次分服。

评按：黄芪补气固表，抵御风邪；当归补血活血；白芍滋阴养血；川芎祛风燥湿，行气开郁；红花活血通经；玄参清热凉血，滋阴解毒；荆芥解表散风；白蒺藜散风行血；甘草清热解毒，调和诸药。共奏养血祛风之效。

5. 风癣汤（风燥汤）

组成：生地黄 30g、玄参 12g、丹参 15g、当归 9g、白芍 9g、茜草 9g、红花 9g、黄芩 9g、苦参 9g、苍耳子 9g、白鲜皮 9g、地肤子 9g、生甘草 6g。

功用：养血和营，消风止痒。

适应证：血虚风燥证之泛发性神经性皮炎，皮肤瘙痒症。老年人多见，舌质红，苔薄，脉细数或弦数。

服法：水煎服，日一剂，早晚两次分服。

评按：生地黄、当归、白芍、丹参养血和营；玄参、甘草滋阴润燥；茜草、红花活血；黄芩除湿清热；苦参、苍耳子祛风除湿；白鲜皮、地肤子除湿止痒。

6. 消风散（《太平惠民和剂局方》）

组成：荆芥 9g、防风 6g、羌活 9g、蝉蜕 4.5g、陈皮 6g、茯苓皮 9g、白芷 4.5g、枳壳 9g、金银花 9g、甘草 6g。

功用：祛风胜湿，清热止痒。

适应证：风湿型皮肤瘙痒症。

服法：水煎服，日一剂，早晚两次分服。

评按：荆芥、防风、羌活祛风胜湿；蝉蜕疏散风热；陈皮、茯苓皮健脾利湿；白芷祛风散寒；枳壳行气宽中，甘草清热解毒，调和诸药。诸药合用祛风胜湿，清热止痒，用于风湿型皮肤瘙痒症。

7. 乌蛇驱风汤（乌蛇方）（见"十八、结节性痒疹"）

适应证：慢性荨麻疹，风重型皮肤瘙痒症。

8. 皮癣汤（见"二十三、皮炎"）

适应证：血虚风燥证之皮癣汤。

9. 白蒺藜

白蒺藜辛散苦泄，主入肝经，有平抑肝阳之功，又可活血祛风止痒，用于风疹瘙痒和较顽固的皮肤瘙痒性疾病如慢性荨麻疹、慢性湿疹、神经性皮炎、结节性痒疹等，配伍白鲜皮止痒效果更强，如全虫方、止痒合剂。治疗白癜风，可单用本品研末冲服，亦可制成酊剂外用。

10. 白鲜皮

白鲜皮善于清热燥湿，泻火解毒，祛风止痒，常用治湿热疮毒，见多脓或肌肤溃烂、黄水淋漓、皮肤瘙痒等症，可配伍苍术、苦参、连翘等药。治湿疹风疹，疥癣疮癞，常配伍苦参、防风、地肤子等药，煎汤内服、外洗。

11. 苍耳子

苍耳子味辛、苦，性温，有毒，归肺经，功能散风寒，通鼻窍，祛风湿，止痛。能祛风除湿，止痒，与地肤子、白鲜皮、白蒺藜等药同用可治疗风疹瘙痒；与生地黄、当归、苦参、黄芩等药同用，如皮癣汤，可治血热风燥之泛发性神经性皮炎、皮肤瘙痒症、丘疹性湿疹等。常用量：3~10g。

12. 地肤子

地肤子味辛、苦，性寒，归肾、膀胱经，功能清热利湿、祛风止痒。能清除皮肤中之湿热与风邪而止痒，治疗风疹、湿疹、皮肤瘙痒，常与白鲜皮、蝉蜕、黄柏等同用。若下焦湿热外阴湿痒者，可与苦参、龙胆草、白矾等煎汤外洗。

【拾遗杂录】

1. 阴囊瘙痒，内服滋阴除湿汤（生地黄 30g、玄参 12g、当归 12g、丹参 15g、茯苓 9g、泽泻 9g、白鲜皮 9g、蛇床子 9g）加煅龙牡各 15g。外用豨莶草 30g、苦参 30g、地肤子 15g、白鲜皮 15g，水煮洗患处。

2. 女阴痒，用苦参 30g、蛇床子 15g、石榴皮 15g、明矾 15g，煮水外洗。

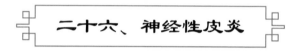

二十六、神经性皮炎

神经性皮炎又名慢性单纯性苔藓，是一种以皮肤粗糙肥厚、纹理加深、对称分布、剧烈瘙痒为特征，好发于颈项部、四肢伸侧的慢性炎症性神经功能障碍性皮肤病。中医因其"如牛项之皮，顽硬且坚，抓之如朽木"而称为"牛皮癣""癣症"，也还有"摄领疮""顽癣""干癣"等称谓。

【临证心法】

本病病因分内外。内因主由内伤情志，郁热于营血，血热生风，风盛而燥；外因主由风邪郁于腠理，经脉失和而成。若七情内伤加以风邪郁闭，则血热化火不能透达于外而发病。辨证可分血热生风、血虚生风、风邪蕴郁三证。血热生风证治以凉血清热，消风止痒，方用皮癣汤或消风散；血虚生风证治以养血润燥，息风止痒，方用风癣汤或止痒合剂；风邪蕴郁证治以搜风清热，方用乌蛇方或全虫汤。

1. 凉血息风法

例一：患者，四肢泛发神经性皮炎，舌质黯，脉弦。内服皮癣汤；外用五倍子膏，效佳。

例二：患者，泛发性神经性皮炎，舌红，苔净，脉弦细。内服皮癣汤。

例三：患者，男性，泛发性神经性皮炎，眠差。予风癣汤加茯苓 9g、远志 9g。

[注释] 皮癣汤为凉血润燥、祛风止痒之剂。方中生地黄、当归、赤芍凉血活血；黄芩清热燥湿；苦参、苍耳子、白鲜皮、地肤子消风清热止痒。主治神经性皮炎血热生风证。五倍子膏由五倍子末、黄柏末、轻粉组成，具有薄肤止痒之功效。

例四：患者，女性，39 岁，全身泛发神经性皮炎 2 年，现症见皮损轻度苔藓化，色淡红，抓痕血痂，略少量渗出，苔黄腻，脉弦细。证属血热内盛，风湿外泄。治以凉血清热，祛风除湿之法，方用丹参 9g*、赤芍 9g*、荆芥 9g*、茜草 9g*、尾连 6g*、黄芩 9g*、苦参 9g*、苍耳子 9g*、白鲜皮 9g*、地肤子 9g*、防风 6g、生地黄 15g。服上方 7 剂，大部皮损变薄。

二诊：上方加红花以活血消风。

三诊：加熟地黄 12g、何首乌 9g 养血润燥。

[注释] 该方在皮癣汤基础上，加荆芥、防风增强祛风止痒之效，丹参、茜草凉血活血，全方共奏凉血清热、疏风止痒之功。皮损日久，伤津耗液，加之苦寒药物有伤阴之弊，皮损干燥粗糙，加以熟地黄、何首乌等养血润燥之品。

2. 养血消风法

例一：患者，男性，神经性皮炎，口服激素 180 余日治疗，现症见舌质淡，脉弦滑。药用生熟地各 30g*、当归 9g*、赤芍 9g*、何首乌 9g*、生黄芪 12g*、荆芥 9g*、防风 9g*、白蒺藜 9g*、浮小麦 30g、夜交藤 9g。

例二：患者，女性，成年，神经性皮炎，后背、双小腿皮肤苔藓样变半年，现症见患处抓痕、血痂，伴瘙痒，舌质淡，无苔。该患者既往贫血，心绞痛。辨证属血虚证，立法为养血润燥，消风止痒。内服方用归脾汤（白术、龙眼肉、酸枣仁炒、白茯苓、黄芪各 18g，远志 3g，人参、木香各 9g，炙甘草 6g，当归 3g）；外用加味五倍子膏。

例三：患者，女性，成年，泛发性神经性皮炎，现症见腰、腹、大腿部大片状深褐色苔藓化皮损，搔痕血痂，便秘，脉弦细，舌质红，苔薄白。中医诊断为顽癣，证属风湿郁久化热，伤血化燥。治以凉血清热、养血润燥之法，方用丹参 9g*、茜草 9g*、蛇床子 9g*、金银花 9g*、苍耳子 9g*、苦参 9g*、白鲜皮 9g*、地肤子 9g*、火麻仁 12g*、甘草 6g*、生熟地各 15g。服后痒减。

二诊：予上方去茜草，加乌梢蛇 9g、黄芩 9g，服后痒显著减轻，皮损变薄，便通畅。

三诊：改养血润肤、祛风止痒之法，药用丹参 9g*、当归 9g*、红花 9g*、乌梢蛇 9g*、荆芥 9g*、赤芍 9g*、苦参 9g*、白鲜皮 9g*、地肤子 9g*、火麻仁 9g*、枳壳 6g*、生熟地各 15g。

四诊：痒大减，胸腹皮疹已消退，前方去乌梢蛇，服 2 周后愈。

[注释] 此类患者为血虚风燥之证，病程较长，日久风燥伤血，肌肤失养。症见局部皮肤干燥浸润肥厚、脱屑，呈苔藓化，瘙痒无度。予当归饮子、归脾汤等养血活血，配合疏风止痒、凉血清热、滋阴安神之品。

3. 搜风清热法

例一：患者，男性，成年，泛发性神经性皮炎，初诊予乌蛇方。

二诊：后口干，苔黄腻。去羌芷，加丹参 9g、赤芍 9g。

例二：患者，老年，男性，泛发性神经性皮炎，现症见皮损深褐色，肥厚，痒剧，精神不振，纳差，舌质红，苔薄黄。中医诊断为风癣，证属风湿郁滞肌腠之间，日久化为风毒。治以搜风清热、疏风止痒之法，方用乌梢蛇、蝉蜕、当归、茜草、荆芥、防风、蛇床子、苍耳子、白鲜皮、地肤子、苦参各 9g*，生甘草 6g*。

二诊：痒减，皮损变薄，服原方，共 20 剂，见大效。

三诊：胸腹新出红丘疹，瘙痒，心中烦躁，舌质红，苔黄，脉弦滑。证属心火血热，生风化燥。治以凉血清热、息风止痒之法，药用丹皮、赤芍、茜草、蝉蜕、白鲜皮、金银花、地肤子各 9g*，生甘草 6g*，生地黄 30g。服 10 剂。

四诊：痒轻，前方去茜草，加苍耳子 9g。

例三：患者，泛发性神经性皮炎，症见舌质红，苔薄白，脉弦滑。中医诊断为顽癣，证属风湿客于肌肤，日久化燥，肌肤失养。治以凉血清热、消风止痒之法，方用当归、赤芍、黄芩、白蒺藜、白鲜皮、地肤子、苦参、苍耳子各 9g*，甘草 6g*，生地黄 30g。

二诊：服上方 6 剂未见效，仍剧痒，改拟凉血清热、祛风除湿法，药用丹皮、赤芍、地肤子、白鲜皮、苍耳子、茜草、红花各9g*，生地黄30g。

三诊：服上药痒稍止，效不明显，改搜风清热法，药用乌梢蛇、尾连、黄芩、羌活、蝉蜕、金银花、连翘、丹皮、荆芥各9g*，生甘草6g*，服16剂愈。

[注释] 乌蛇方主治以搜风祛邪，凉血清热。乌梢蛇、蝉蜕搜剔风邪；羌活、防风祛风外泄；生地黄、丹参、丹皮、赤芍凉血清热；黄芩、金银花清热败毒。适用于风邪久羁、缠绵不愈之神经性皮炎。

4. 清热利湿法

患者，颈部神经性皮炎，现症见苔黄腻，脉弦细。治以清热利湿，内服湿疹一号方加苍耳子9g、地肤子9g。

[注释] 本型与神经性皮炎常见证型有所差异，采用清热利湿、祛风止痒之法，方选湿疹一号方（生地黄、黄芩、赤茯苓、泽泻、车前子、木通、六一散、龙胆草）加减。

5. 潜阳息风法

例一：患者，男性，45岁，现症见四肢伸侧、背部苔藓样皮损，舌紫苔净，脉弦细。拟重潜消风法，药用灵磁石、代赭石、珍珠母、生牡蛎、海蛤壳各15g，乌梢蛇、蝉蜕6g、皂角刺6g、苍耳子12g、白蒺藜12g、苦参9g。

例二：患者，女性，50岁，舌质淡，苔净，脉弦。以神二方加乌梢蛇9g、蝉蜕6g、皂角刺9g、白蒺藜15g、浮小麦30g。

例三：患者，女性，成年，皮损位于肘、臀部，舌紫苔净，脉沉细。初诊予神二方加乌梢蛇9g、皂角刺9g、浮小麦9g、蝉蜕6g、秦艽9g。

二诊：服后轻度恶心、胃痛，去皂角刺（皂角刺含皂苷，可刺激胃黏膜），共服40剂左右消退。

三诊：半年后复发，眠差，精神紧张，合并毛囊炎，予神二方加乌梢蛇9g*、蝉蜕6g、浮小麦30g、夜交藤9g、连翘9g。

例四：患者，女性，46岁，服神二方月余。

二诊：部分皮损消退，舌有齿痕，苔薄白，脉沉细。方用神二方加何首乌9g*、当归9g*、炒远志9g*、茯苓9g*、白蒺藜9g*。

三诊：眠差，去何首乌，加合欢皮9g*。

例五：患者，泛发性神经性皮炎。方用灵磁石15g、生牡蛎30g、代赭石15g、珍珠母30g、蛤壳15g、乌梢蛇9g、蝉蜕6g*、蚕蛹9g*、合欢皮

9g*、金银花 9g*、茜草 9g*、鸡血藤 12g。

例六：患者，男性，50 岁，泛发性神经性皮炎。方用神二方加乌梢蛇 15g、蝉蜕 9g、蚕蛹面 3g、白蒺藜 9g*，水煎服。外用苦参酊。

二诊：服后仍痒，皮疹较前减少，苔白腻，脉弦缓。原方珍珠母改 30g、生牡蛎 30g，加浮萍 9g、苦参 9g。

例七：患者，男性，成年，泛发性神经性皮炎。初诊予磁石 15g*、蛤壳 30g*、龙骨 15g*、牡蛎 15g*、珍珠母 30g*、代赭石 15g*，加乌梢蛇 9g*、蝉蜕 9g*、苦参 9g*、白蒺藜 9g*，服之有效。

二诊：后复发，眠差，舌质红，苔薄黄，脉弦细。改为浮小麦 60g*、炙甘草 9g*、大枣 10 枚、白芷 6g*、合欢皮 9g*、夜交藤 9g*、茜草 9g*、鸡血藤 15g*。

例八：患者，神经性皮炎 20 年，久治不愈。方用神二方加金银花叶 15g、连翘 9g、野菊花 9g、尾连 9g，水煎服；外用新五玉膏，效佳。

例九：患者，男性，成年，泛发性神经性皮炎，舌红苔少。初诊予灵磁石 15g*、生牡蛎 15g*、珍珠母 30g*、蛤壳 15g、浮小麦 60g、赤芍 9g、当归 9g、甘草 9g、大枣 7 枚。

二诊：改为乌蛇方去羌活、白芷，加丹皮 9g、赤芍 9g。

三诊：舌黯，痒剧，改风疹五号方。

例十：患者，神经性皮炎 2 年，皮损位于颈部和四肢，服皮癣汤、皮炎汤、风癣汤效均不显，改服神二方 16 剂，颈部、右上肢苔藓皮损消，下肢残留。

[注释] 本法适用于风燥日久，伤阴耗血，内风不息，皮肤瘙痒不止。紫贝齿、磁石、生龙牡、代赭石、珍珠母潜阳息风止痒；生熟地、当归养血；白芍和阴血，泻肝火；何首乌补肝肾、益精血。

6. 养心安神法

患者，泛发性神经性皮炎，现症见苔薄白，脉弦。方用浮小麦 60g、炙甘草 9g、大枣 7 枚、白芷 6g、合欢皮 9g、夜交藤 9g、鸡血藤 15g。服后干燥甚。

[注释] 该方以甘麦大枣汤为基础方，注重养心安神，和中缓急。服后干燥考虑白芷过于辛散。

7. 外治法

患者，女性，神经性皮炎，曾外用洪医洗药，现症见外阴瘙痒明显，内服止痒丸无效。初诊予鹤虱 30g、虫草花 9g、威灵仙 12g、苦参 9g、淫羊藿 15g、王不留行 15g，外洗，两天一剂。方用浮小麦 60g、炙甘草 9g、大枣 7 枚、生牡蛎 30g、夜交藤 12g，水煎服。

【方药传真】

1. 皮癣汤（见"二十三、皮炎"）

适应证：血热生风证之神经性皮炎。

2. 风癣汤（风燥汤）（见"二十五、皮肤瘙痒症"）

适应证：血虚生风证之神经性皮炎、皮肤瘙痒症等。

3. 乌蛇驱风汤（乌蛇方）（见"十八、结节性痒疹"）

4. 神二方（潜阳息风方、息风方）

组成：磁石 15g、生龙骨 15g、生牡蛎 15g、珍珠母 15g、蛤壳 15g、生熟地各 15g、当归 9g、何首乌 9g、白芍 9g、白蒺藜 15g、丹参 9g。

功用：潜阳息风，养血和营。

适应证：神经性皮炎伴剧烈瘙痒。可伴疾病日久，心悸失眠，心神烦乱。

服法：水煎服，日一剂，早晚两次分服。

评按：磁石、龙骨、牡蛎、珍珠母平肝潜阳、息风止痒；蛤壳可化痰散结；生熟地、当归、何首乌、白芍、丹参养血合营；白蒺藜祛风止痒。

5. 归脾汤

组成：白术 18g、龙眼肉 18g、炒酸枣仁 18g、白茯苓 18g、黄芪 18g、远志 3g、人参 9g、木香 9g、炙甘草 6g、当归 3g。

功用：益气健脾，补血养心。

适应证：脾虚气血不足之神经性皮炎。

用法：水煎服，日一剂，早晚两次分服。

评按：方中黄芪、人参、白术、甘草补益脾气，使气旺而血生；当归、龙眼肉补血养心；茯苓、酸枣仁、远志宁心安神；木香辛香而散，理气醒脾，防止补益药物滋腻；另加生姜、大枣调和脾胃，以资化源。

6. 五倍子膏

组成：五倍子末 310g、黄柏末 90g、轻粉 60g。

制法：先将轻粉研细末，不见星为度，然后与五倍子末、黄柏末共研极细调和。另用凡士林 280g，麻油 180ml，调成适当稠度的油膏。

功用：薄肤，止痒。

适应证：神经性皮炎。

用法：薄敷患处，每日 1~2 次。

评按：方中五倍子敛疮，有软化作用；黄柏末清热燥湿止痒；轻粉敛疮止痒。诸药相合，共奏薄肤止痒之功。

7. 新五玉膏

组成：祛湿散 1 560g、硫黄末 150g、五倍子末 150g、铅粉 150g、玉黄膏 2 200~2 500g。

制法：先将 4 中药末研和，逐渐加入玉黄膏内调和成膏。可加入少许香油增加滋润度。

功用：润肌止痒。

适应证：神经性皮炎。

用法：薄涂患处。

评按：方中祛湿散清热祛湿止痒；五倍子收湿敛疮，具有软化作用；硫黄末杀虫止痒；铅粉清热燥湿敛疮；玉黄膏润肌止痒。诸药相合，共奏润肌止痒之功。

8. 外治法

羊蹄根酒：羊蹄根 180g，土槿皮 180g，制川乌、槟榔、百部、海桐皮、白鲜皮、苦参各 30g，蛇床子、千金子、地肤子、番木鳖、蛇蜕、大枫子各 16g，蜈蚣末 9g，白信 6g，斑蝥 6g（布包）。以上各药加入高粱酒 2.5kg 内，浸半月至一月，去渣外用。

斑蝥醋：土槿皮 180g、百部 120g、斑蝥 30g（布包）、硫黄 120g、樟脑 18g、白信 18g、轻粉 18g，研末。

制法：先将羊蹄根酒加入米醋 5kg 内，浸泡一月后去渣，再加入斑蝥醋内。

用法：羊蹄根酒适于较厚皮损，斑蝥醋适于初起皮损，二者亦可交替应用。擦药一周为一个疗程，一般上药后可见皮损鼓起，但痒即可减轻，一般停擦几天后，丘疹可渐消退恢复到正常皮肤，痒感亦消失。顽固日久皮损多擦几疗程直至治愈。经观察 19 例，总有效率为 70%。

9. 千金子

千金子味辛，性温，有毒，归肝、肾、大肠经，外用可疗癣蚀疣，治顽癣、赘疣、恶疮肿毒及毒蛇咬伤等。

10. 海桐皮

海桐皮辛能散风，苦能燥湿，主入肝经，能祛风燥湿，杀虫止痒，可治疥癣、湿疹等湿邪凑表的瘙痒性皮肤病，可单用或配蛇床子、苦参、土茯苓等煎汤外洗或内服。

【拾遗杂录】

1. 醋泡蛋外用可治神经性皮炎。

2. 密陀僧 30g*、轻粉 6g*、白及 9g*，研末香油调和外用，用于神经性皮炎皮损增厚明显者。

3. 蝎子草经霜后外用可治疗神经性皮炎类疾病，此草形态类鬼针，又称铅草，可喂猪，猪吃后肉肥，人若触及之则皮肤上出现类蝎咬之改变。

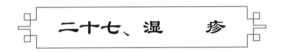

二十七、湿　疹

湿疹是皮肤科常见疾病，特点为对称的多形性皮疹，可见红斑、丘疹、水疱、糜烂、渗出、结痂、浸润、肥厚、脱屑等皮损表现，易于复发和慢性化，常剧烈瘙痒。本病可以发生于任何年龄、任何季节。根据不同的发病部位和发病年龄而名称各异，发于小儿的为小儿癣、奶癣、胎敛疮，发于全身的为浸淫疮，周身遍起红粟痒甚为粟疮（蔡瑞康先生注：这个粟疮在中医外科学中认为类似于现代的痒疹），抓之出血名血风疮，局限一处湿毒疮（蔡瑞康先生注：外科学上湿毒疮指发于下肢的湿疹），发于耳部的为旋耳疮，发于手部的称痛疮，发于阴囊的称肾囊风，发于小腿的称湿臁疮等。

【临证心法】

湿疹责之于心、脾，有内因、外因之别。病因以脾湿为主，脾喜燥恶湿，常因饮食失当，多食生冷甜腻，则脾运失健而生湿。盖脾主四肢、主肌肉，内湿蕴蒸上输于肺，肺主皮毛，故湿邪可走窜四肢，流浸肌肉，外达皮毛而生病。其次是血热，"诸痛痒疮，皆属于心"，而心主血脉。凡心绪烦扰，神志不宁，均可引起心经有火，导致血热内生。年轻人血热方盛，及婴儿胎中遗热，均为血热之由来，总之既有脾湿，复因心火，则湿热相结，浸淫肌肤而成病。此外，有时因脾湿、心火、外感风邪内外相合而致病。或因过食辛辣香燥之物伤阴耗血而导致血燥生风，或因血热而生内风。

湿热型：证属血热内湿浸淫肌肤，见于急性湿疹，脂溢性湿疹。可见便干，小便黄赤，舌红，苔黄或腻，脉濡滑。治以利湿清热，用湿疹一号方加龙胆草、栀子。如搔抓感染起脓疱，加蒲公英、金银花、连翘。

脾湿型：证属脾运失健，湿从内生，浸淫成疱，可见皮肤起水窠，色黯淡而不红，瘙痒出水，全身有脾胃症状，如胃脘痛，饮食不多，面色萎黄，腿脚水肿，大便溏，尿微黄，舌淡，苔白或腻，脉缓。治以健脾除湿，用湿疹二号方加白鲜皮、地肤子，如胃纳不馨加藿香、佩兰芳香化湿。

风湿型或风热型：相当于丘疹性湿疹，证属内蕴脾湿，外受于风，可见遍身丘疹弥漫，痒甚搔破出血，中医名"血风疮"，脉弦滑，苔薄白。治以祛风胜湿，用风疹二号方。手背部、小腿部慢性湿疹亦属风湿型，可内服防风通圣丸、二妙丸。

伤阴型：渗水日久伤阴耗血，血燥生风，皮肤浸润，干燥脱屑，痒剧，略见出水，舌红苔光，脉弦细滑。治以滋阴养血，除湿止痒，用湿疹三号方。

（一）手部湿疹

例一：患者，男性，50岁，现症见皮损部位苔藓化，无渗液，食少，舌红，少苔，脉弦细。予湿疹一号方。双手复发，泡方：王不留行、明矾，每日一剂。

例二：患者，女性，50岁，手部湿疹，现症见皮损脱屑干裂，瘙痒，春季加剧。口服小败毒膏，日半瓶。湿疹膏外用。

例三：患者，手背皲裂性湿疹，现症见患处干裂、起疱、痒感，日服三妙丸、防风通圣丸各半包。外用湿毒膏。

例四：患者，女性，手指皲裂性湿疹，现症见患处干裂、起疱、痒，原用醋泡方无效，改二妙丸、防风通圣丸各半。外用湿毒膏，痒停。

例五：患者，男性，手皲裂湿疹，现症见舌淡苔白，脉弦。密陀僧30g、白及9g、轻粉6g、玉黄膏60g，调和外用。口服小败毒膏，日半瓶。

二诊：改二妙丸、防风通圣丸，各半包，日一次。

例六：患者，女性，50岁，手背湿疹3周，患处丘疹性皮疹。予生地黄30g*、玄参12g*、麦冬9g*、石斛9g*、冬瓜皮15g*、茯苓皮9g*、白芷

6g*、苦参 9g*。

例七：患者，男性，成年，手背痘疹性湿疹反复发作，服除湿药无效，改服湿疹三号方。

例八：患者，男性，手背湿疹，苔净，予湿疹三号方。

例九：患者，男性，10 岁，中指湿疹，现症见唇干，舌红，苔净，脉细滑，宜滋阴除湿，服除湿丸。

例十：患者，女性，成年，手背湿疹，现症见红痘疹，纳少，乏力，舌黯，苔净，脉沉细，予湿疹三号方除湿而不伤阴。

[注释] 患者素体阴虚或久病伤阴，患湿疹后单纯使用除湿药无效，甚至伤阴后症状加重。应采用滋阴除湿之法，用滋阴除湿汤加减。药用生地黄、玄参、麦冬、石斛等养阴生津；冬瓜皮、茯苓皮等药淡渗利湿；白芷祛风胜湿；苦参燥湿止痒。

例十一：患者，手掌湿疹，患处未见糜烂，仅见疱疹后脱屑，舌红苔白腻，脉弦滑。自述久服清热利湿类药，予湿疹四号方加炒薏苡仁 9g*。

[注释] 患者久服清热利湿药，耗伤脾胃之气，查舌红苔白腻，脉弦滑，乃脾虚湿盛证，用芳香化湿汤加炒薏苡仁。

例十二：患者，男性，成年，手背湿疹，服小败毒膏无效，改服温阳片以补肾温阳，每日二次，每次十片。

例十三：患者，男性，成年，手背湿疹，服中药、湿毒膏、除湿丸均无效，湿象加重，改温阳片，日二次，每次十片。

例十四：患者，手背湿疹 4 年，现症见苔黄腻，舌质红。服湿疹一号方日久无效，遂改丹皮 9g*、大青叶 9g*、白茅根 9g*、防风 9g*、白芷 6g*、冬瓜皮 30g*、大腹皮 9g*、茯苓皮 9g*、生地黄 30g，水煎服。外用龙葵 24g、马齿苋 30g 湿敷。

例十五：患者，手背湿疹多年，苔黄腻，脉滑。方用萆薢 9g*、丹皮 9g*、茯苓 9g*、泽泻 9g*、六一散 9g*、当归 9g*、赤芍 9g*、豨莶草 9g*、海桐皮 9g*。外用贯众 30g、黄柏 30g 水煎湿敷。

二诊：夏日手背皮损未痒，渗液少。又服生地黄、当归、荆芥、防风各 6g，蝉蜕 9g*、土茯苓 30g，苍术 9g，黄柏 9g*、地榆 9g*、天花粉 9g*、连翘 9g*、地肤子 9g*、生薏苡仁 9g*。

（二）口周湿疹

1. 滋阴除湿法

患者，小儿，口周湿疹，方用生地黄 12g*、玄参 6g*、麦冬 6g*、淡竹叶 6g*、木通 1.5g*、尾连 3g*、生甘草 3g*。外敷青白散油调之，以行拔干之功。

2. 清热凉血利湿法

患者，女性，9 岁，口周湿疹，现症见口周湿疹，干燥，脱屑。内服汤剂黄连、黄芩、丹皮、赤芍、陈皮、六一散（包）各 6g。以玉红膏 15g、湿疹粉 6g 外用。

（三）钱币型湿疹

1. 祛风除湿、健脾和中法

例一：患者，下肢钱币型湿疹，与精神因素有关，现症见患处痒剧，反复发作，流水少，舌质淡，苔薄白，脉缓。方用甘麦大枣汤加减，以浮小麦 60g、炙甘草 9g、大枣 7 枚、香白芷 9g、冬瓜皮 30g*、大腹皮 9g*、浮萍 9g*、苦参 9g*。

例二：患者，男性，成年，下肢钱币湿疹半年，现症见舌质红，苔薄白，脉滑数。治以滋阴渗湿法，方用浮小麦 60g、炙甘草 9g、大枣 7 枚*、合欢皮 9g、冬瓜皮 30g、大腹皮 9g、香白芷 9g。

2. 滋阴除湿法

患者，手背钱币型湿疹 7 年，冬愈春发，苔腻脉滑。内服麦冬 9g*、玉竹 9g*、石斛 9g*、冬瓜皮 30g*、大腹皮 9g*、苍术 9g*、生地黄 60g、玄参 12g。外用贯众 60g、黄柏 60g 湿敷。

二诊：方用浮小麦 30g*、炙甘草 9g*、大枣 7 枚、香白芷 6g*、冬瓜皮 15g*、大腹皮 9g*、苍术 9g*。

三诊：苔黄腻，脉滑。方用草薢 9g*、丹皮 9g*、赤茯苓 9g*、泽泻 9*、六一散 9g*、当归 9g*、豨莶草 9g*、海桐皮 9g*。

（四）乳房湿疹

清热利湿法

患者，女性，18 岁，双侧乳头湿疹 1 周，脉弦细，舌质红，苔微黄。

方用龙胆泻肝汤，以龙胆草 9g*、炒栀子 9g*、黄芩 9g*、木通 6g*、泽泻 9g*、车前子 9g*（包）、大腹皮 9g*、柴胡 9g*、生地黄 24g、冬瓜皮 30g。

[注释] 患者双侧乳头湿疹，脉弦细，舌红，苔微黄，为肝经湿热证，以龙胆泻肝汤清利肝经湿热；冬瓜皮、大腹皮增强利湿效果。

（五）阴囊湿疹与女阴湿疹

例一：患者，男性，成年，手背、阴囊慢性湿疹，现症见患处苔藓样变，大便不干，舌红苔白，脉细弦。方用防风通圣丸、二妙丸口服。玉黄膏加祛湿散外用。

例二：患者，男性，成年，阴囊湿疹，现症见口苦，苔黄腻。方用湿疹一号方，加陈皮 9g、苍术 9g。

例三：患者，男性，50 岁，慢性阴囊湿疹，现症见纳差，舌淡。予湿疹一号方原方。

例四：患者，男性，成年，阴囊湿疹，现症见下肢肿，苔微黄，脉沉细。当以发汗行水，方用外科正宗方，以炙麻黄 6g、紫花地丁 9g、野菊花 9g、蚤休 9g、豨莶草 9g、半枝莲 9g、苍耳子 12g、冬瓜皮 30g。

[注释] 此方亦可治一般脓皮症。

例五：患者，男性，成年，阴囊湿疹 10 年，现症见患处渗液少，反复发作，纳差，不欲饮食，舌苔黄腻。治以芳香化湿法，方用湿疹四号方，以藿香、佩兰、苍术、陈皮、茯苓、泽泻、白鲜皮、地肤子、六一散各 9g*。

（六）淤积性皮炎

1. 凉血活血消风法

患者，成年，下肢淤滞性湿疹，舌质黯，苔薄黄，脉沉细。治以凉血消风法，方用生地黄 30g*、丹皮 9g*、大青叶 9g*、白茅根 9g*、石膏 30g*、玄参 12g*、羌活 9g*、荆芥 9g*、防风 9g*、白芷 9g*、冬瓜皮 30g*、大腹皮 9g*。

二诊：服后见好，停凉血之法改活血消风，方用桃仁 9g*、赤芍 9g*、归尾 9g*、丹参 9g*、石菖蒲 9g*、生地黄 30g*、大青叶 9g*、生姜 9g*、生甘草 6g*、大枣 9 枚 *。外用加味五石膏，如瘙痒剧者可加湿疹粉。

[注释] 患者证属血热风盛证，故用凉血消风法。方中生地黄、丹皮、大青叶、白茅根清热凉血；石膏清热；玄参清热解毒养阴；荆芥、防风、羌活、白芷祛风胜湿；冬瓜皮、大腹皮利水渗湿。服后见效，由于患者舌质黯，考虑内有瘀血，以寒凉药物清热凉血解毒，中病即止，以防血寒则凝，瘀上加瘀，故改用活血消风法，桃仁、赤芍、归尾、丹参性温，活血养血；石菖蒲化湿和胃；生地黄、大青叶清热凉血，以防活血药动血耗血；生姜、大枣、甘草顾护脾胃。

2. 清热利湿法

例一：患者，女性，成年，臁疮腿，小腿溃疡湿疹样变，现症见患处疼痛，渗液多，舌淡苔净。内服湿疹一号方加连翘 9g、蚤休 15g。外用湿敷方加黄柏 60g。

例二：患者，湿疹，伴静脉曲张，舌淡，脉沉细。方用湿疹一号方加地肤子 9g*、苍耳子 9g*。

（七）下肢湿疹

1. 清热利湿法

例一：患者，男性，3 岁，湿疹，三个月大发病，现症见双下肢对称性皮损，时有渗液，冬季加重，舌质红苔净。方用湿疹一号方，以生地黄 12g，黄芩、泽泻、车前子、六一散、炒白术、白鲜皮各 6g。

例二：患者，男性，成年，下肢湿疹 1 年，现症见患处潮红，痒感，苔腻。方用湿疹一号方加丹皮 9g、赤芍 9g、生石膏 30g、苦参 9g。外用九华粉洗剂。

例三：患者，男性，成年，下肢湿疹，现症见患处潮红、肿胀、渗液，舌尖红，脉弦，原服龙胆泻肝汤效差。

例四：患者，下肢传染性湿疹样皮炎，现症见患处潮红，肿胀，渗液，舌质红，苔薄白，脉弦。原服龙胆泻肝汤，且以贯众 30g、黄精 30g 煎水湿敷。

例五：患者，男性，成年，下肢皮炎，现症见患处潮红、肿胀，舌质红，脉弦，原服龙胆泻肝汤效差，现予湿疹一号方加丹皮 9g、赤芍 9g、萆薢 9g，行凉血清热利湿之功，效佳。

例六：患者，男性，成年，下肢湿疹多年，春季加重，苔微黄，脉细。

方用湿疹一号方加地肤子 12g。外用加味五石膏、湿疹粉 12g。

例七：患者，男性，成年，双下肢湿疹，疼痛剧烈，方用湿疹一号方加地肤子 9g、苍耳子 9g、远志 9g。

例八：患者，男性，45 岁，下肢湿疹，久治无效，现症见舌黯，脉沉。方用湿疹一号方加萆薢 9g、丹皮 9g。

例九：患者，老年，男性，下肢湿疹，肿胀剧烈。予湿疹一号方加萆薢 9g*。

例十：患者，男性，成年，下肢湿疹 1 年，现症见皮损潮红显著，伴瘙痒感，苔腻。方用湿疹一号方加丹皮 9g*、赤芍 9g*、生石膏 30g*、苦参 9g*。

例十一：患者，男性，成年，下肢传染性湿疹样皮炎，潮红肿胀，渗液，脉弦，舌质红，苔薄白。初诊予龙胆泻肝汤。

二诊：内服湿疹一号方加丹皮 9g*、赤芍 9g*、萆薢 9g*；外用贯众 60g、黄柏 60g 湿敷。

[注释] 患者湿热下注，湿热之邪外发肌肤而发病。部分患者服龙胆泻肝汤效果差，改湿疹一号方。本方由龙胆泻肝汤精简而来，去苦寒之龙胆草、栀子，辛温活血之当归，加入六一散清热利湿而不伤阴。根据具体病情，再辨证加入丹皮、赤芍清热凉血；萆薢清利下焦湿热，或加入石膏清热；地肤子、苍耳子祛风除湿止痒；远志安神。

2. 凉血除湿法

例一：患者，男性，成年，下肢湿疹，现症见患处肿胀渗液，舌红苔黄。方用萆薢 9g、丹皮 9g、赤茯苓皮 9g、泽泻 9g、苍术 9g、黄柏 9g、六一散 9g，日服一剂。

例二：患者，男性，60 岁，下肢湿疹，服湿疹一号方无效，现症见舌微红，苔白腻。方用萆薢 9g、丹皮 9g、茯苓 9g、泽泻 9g、黄柏 9g、苍术 9g、地肤子 9g、白鲜皮 9g、六一散 9g。

例三：患者，慢性湿疹 10 年，现症见下肢患处浸润，肥厚，舌黯，苔黄。方用凉血除湿方，以丹皮 30g、赤芍 9g、黄芩 9g、豨莶草 9g、海桐皮 15g、白鲜皮 9g、地肤子 9g、赤茯苓皮 9g、六一散 9g（包）、生地黄 30g，本方多用于慢性湿疹久治不愈者。

[注释] 患者证属血热湿盛证，故用凉血除湿方。生地黄、丹皮、赤芍凉血；

茯苓、泽泻利水渗湿；苍术、黄柏清热燥湿；地肤子、白鲜皮祛湿止痒；豨
莶草、海桐皮祛风除湿；六一散清热利湿而不伤阴。

3. 滋阴除湿法

例一：患者，男性，成年，下肢湿疹半年，舌尖红，苔薄白，脉滑数。
方用浮小麦 60g、炙甘草 9g、大枣 7 枚、合欢皮 9g、冬瓜皮 30g、大腹皮
9g、白芷 9g。

例二：患者，小腿湿疹，自幼即有，现症见患处呈领巾型，糜烂渗液，
炎象轻，舌质红，脉滑数。以滋阴除湿之法，方用浮小麦 6g、炙甘草 9g、
大枣 7 枚、合欢皮 30g、冬瓜皮 30g、大腹皮 9g、香白芷 9g。外用湿毒膏。

例三：患者，下肢湿疹，服湿疹一号方无效，现症见患处渗液多，舌淡
苔白。改用湿疹三号方。外用青白散。

例四：患者，女性，4 岁，双下肢湿疹，自幼即有，春季发病，苔白。
治以健脾利湿法，方用化湿汤，加白蒺藜 6g、苍耳子 6g。

（八）婴儿湿疹

婴儿湿疹是发生于 1~3 个月婴儿的常见皮肤病，中医称"奶癣"。由于
胎中遗热或脾胃失健，湿热内生。可见头面部、耳部、颈部甚至遍身皮肤灼
红瘙痒，渗出黄黏，或皮肤黯淡，干燥脱屑瘙痒。可以分为胎火湿热证和脾
虚湿蕴证。胎火湿热证当凉血利湿清热，用牛黄清热散治之；脾虚湿蕴证当
健脾化湿，方用化湿汤。

凉血利湿清热法

例一：患者，男，四个月，湿疹，现症见头面部潮红丘疹、渗液。服牛
黄清热散，日三分之一瓶。

例二：患者，女性，六个月，红丘疹。服牛黄清热散，日半瓶。

[注释] 上两例患者均为小儿，小儿为纯阳之体，生机蓬勃，阳气旺盛，
因为胎中遗热或乳食不调蕴生湿热，上蒸头面部可见头面部潮红丘疹，湿气
重则渗液多。服牛黄清热散清热利湿。

（九）泛发性湿疹

1. 凉血清热、消风止痒法

患者，男性，24 岁，泛发性湿疹 1 个月，舌红苔净，脉缓。证属内有脾湿，

蕴久化热，湿热交蒸，外交于风。治以利湿清热，服龙胆泻肝汤加减无效。

二诊：皮疹未清，瘙痒剧烈，舌红苔薄白，脉弦细。宜凉血清热，消风止痒，方用生地黄30g、丹参9g、赤芍9g、荆芥9g、忍冬藤12g、苦参9g、地肤子9g、白鲜皮9g、六一散9g、赤茯苓9g、二妙丸9g（包）。

三诊：药后减轻，上方加茜草9g、虫草衣6g、苍耳子9g。

[注释] 本例初服龙胆泻肝汤着重利湿，服之无效，后见脉弦细，舌红苔薄白，考虑湿象不明显，而为血热风重之证，故改以凉血清热，消风止痒而愈。

2. 温阳健脾、芳香化湿法

患者，男性，38岁，泛发性湿疹3年，浸淫疮。发时胃脘疼痛，纳食不思，食后腹胀，大便日二、三次，完谷不化，便溏不敢食生冷，舌质淡，苔薄白腻，脉缓滑。冬令加重，考虑其阳气衰微，证属脾阳不振，水湿内生，走窜肌肤，浸淫成疮。治以温阳健脾、芳香化湿法，方用苍术9g*、陈皮9g*、藿香9g*、猪苓9g*、茯苓9g*、泽泻9g*、六一散9g*、桂枝6g*、肉桂3g*、淫羊藿9g*、蛇床子12g*，佐用山药9g*、扁豆9g*、薏苡仁9g*。服40剂症状皆愈。

二诊：药后皮损轻，渗水少，仍便溏，胃纳差。方用苍术9g*、炒白术9g*、藿香9g*、陈皮9g*、猪茯苓各9g*、炒薏苡仁9g*、山药9g*、淫羊藿9g*、蛇床子9g*、肉桂3g*。研末冲服。

三诊：皮损近愈，仍健脾理湿，以期巩固。方用苍术9g、陈皮9g、藿香9g、炒白术9g、茯苓9g、泽泻9g、车前子9g、扁豆衣9g、炒薏苡仁9g，服后皮疹消退而愈。

[注释] 患者中年男性，素体脾阳不振，运化无力，水湿内生。治疗当温阳健脾、芳香化湿。用苍术、陈皮健脾燥湿；藿香芳香化湿；猪苓、茯苓、泽泻、六一散淡渗利湿；山药、扁豆、薏苡仁健脾止泻；桂枝、肉桂温化阳气；淫羊藿、蛇床子补肾助阳，温化除湿。

3. 滋阴除湿法

患者，女性，6岁，泛发性湿疹2年，现症见纳差便干，舌红苔薄白。方用化湿汤加鸡内金6g、炒麦芽9g。

4. 清热利湿法

例一：患者，男性，成年，双下肢泛发性湿疹，现症见咽痛、便干。方用湿疹一号方加玄参 12g*、大青叶 9g*。

例二：患者，男性，8 岁，周身湿疹 3 年，现症见舌淡苔净，脉细滑。辨证初为湿热浸注，日久伤阴耗血。方用当归 12g*、丹参 9g*、茯苓 9g*、泽泻 9g*、蛇床子 9g*、白鲜皮 9g*、六一散（包）9g*。

二诊：4 个月后，吃鱼复发，小腿渗液，舌红苔薄黄。改利湿清热法，以生地黄 30g*、黄芩 9g*、赤茯苓 9g*、泽泻 9g*、车前子 9g（包）、木通 3g、六一散 9g（包）。

[注释] 辨证初为湿热浸注，日久伤阴耗血。朱老谓渗水日久，伤阴耗血，故用滋阴除湿汤化裁治疗，获效。生地黄、玄参滋阴增液；当归、丹参养血润肤；茯苓、泽泻除湿而不伤阴；蛇床子、白鲜皮、六一散祛风除湿止痒。后因食鱼腥，酿生湿热而复发，湿气盛而渗液多，舌红、苔薄黄均为热象，故用利湿清热法，以湿疹一号方化裁。

5. 凉血清热解毒、养血润肤法

患者，女性，29 岁，湿疹样皮炎 5 天。大腿初见红丘疹、小水疱，随即波及外阴、肛门，渗水不多，患处潮红、灼热、瘙痒。2 日来，面胸亦发皮疹，潮红大痒，心烦，口渴，纳差，大便干结，小便黄赤，无服药史，舌红苔净，脉细数。诊为粟疮，证属心火内郁，血热生风，故方用龙胆泻肝汤加丹皮 9g*、赤芍 9g*。

二诊：未见效。脉细滑，舌红苔黄。改凉血清热、解毒止痒法，方用生地黄 30g*、丹皮 9g*、赤芍 9g*、知母 9g*、石膏 9g*、竹叶 9g*、川黄连 6g*、赤茯苓 9g*、金银花 9g*、连翘 9g*、苦参 9g*、白鲜皮 9g*、地肤子 9g*、木通 1.5g。

三诊：皮疹消退大部，呈黯红色，干燥发痒，便干。证属热伤营血，肤失血养，改养血润肤止痒法，方用何首乌 9g*、丹参 9g*、火麻仁 9g*、白蒺藜 9g*、忍冬藤 12g*、二妙丸 9g*、生甘草 6g*、苦参 9g*、地肤子 9g*、白鲜皮 9g*、生熟地各 9g，服 15 剂愈。外用大枫子油。

[注释] 一诊认为湿热证用龙胆泻肝汤加丹皮、赤芍凉血活血，未见效。二诊仔细查舌脉为舌红苔黄，脉细滑，是心火内郁，血热生风证，用凉血清热、解毒止痒法治疗，生地黄、丹皮、赤芍凉血，石膏、知母相配清热养阴，黄连、苦参清热燥湿，木通、赤茯苓利水渗湿，金银花、连翘清热解毒，白

鲜皮、地肤子祛湿止痒，诸药相合，收效显著。三诊患者热伤营血，肌肤失养，故皮损呈黯红色，干燥，痒，热盛伤阴，可见大便干燥，当养血润肤止痒，熟地黄、何首乌补肾填精，丹参活血化瘀，生地黄清热凉血，养阴生津，火麻仁润肠通便，白蒺藜疏散风邪，忍冬藤清热解毒，疏风通络，二妙丸、苦参、地肤子、白鲜皮清热燥湿止痒，甘草调和诸药，全方共奏养血润肤止痒之功。

【方药传真】

1. 利湿清热方（湿疹一号方）

组成：生地黄 30g、黄芩 9g、赤茯苓 9g、泽泻 9g、车前子 9g（包）、木通 4.5g、六一散 9g（包）、龙胆草 9g。

适应证：湿热证，用于急性流水多者的湿疹。发病急，皮肤潮红灼热，瘙痒剧烈，渗液流滋，伴身热，心烦口渴，便干溲赤，舌红苔薄白或黄，脉滑或数。

服法：水煎服，日一剂，早晚两次分服。

评按：本方由龙胆泻肝汤化裁而来，生地黄清热凉血、养阴生津；黄芩清热燥湿；赤茯苓、泽泻淡渗利湿；六一散清热利湿不伤阴；车前子、木通使湿从小便而出。诸药相合，共奏清热利湿之功。

2. 滋阴除湿汤（湿疹三号方）（见"二十四、丘疹性荨麻疹"）

适应证：用于亚急性湿疹。病久伤阴耗血，皮损色黯或色素沉着，或粗糙肥厚，瘙痒剧烈。伴口干不欲饮，纳差腹胀，舌淡苔净或光。

3. 芳香化湿汤（湿疹四号方）

组成：藿香 9g、佩兰 9g、苍术 9g、陈皮 6g、猪苓 9g、茯苓 9g、泽泻 9g、地肤子 9g、六一散（包）9g。

功用：芳香化浊，健脾利湿。

适应证：有胃肠症状之湿疹。伴有便时溏泻，迁延反复，完谷不化，饮食减少，食后脘闷不舒，稍进油腻食物则大便次数增多，面色萎黄，神疲倦怠，舌淡苔白，脉细弱。

服法：水煎服，日一剂，早晚两次分服。

评按：方中藿香、佩兰芳香化浊；苍术、陈皮燥湿理气；茯苓、泽泻、猪苓利水渗湿；六一散清热除湿不伤阴；地肤子利湿止痒。诸药相合，共奏芳香化湿之功。

4. 化湿汤（小儿化湿汤）

组成：苍术 9g、陈皮 6g、茯苓 6g、泽泻 6g、炒麦芽 9g、六一散（包）6g。

功用：健脾化湿。

适应证：脾虚湿盛证之婴儿湿疹。发病较慢，皮损潮红瘙痒，搔抓糜烂渗出，可见鳞屑，伴有消化不良症状如纳少、神疲、腹胀便溏，舌淡而胖，苔白或腻，脉濡缓。

服法：水煎服，日一剂，早晚两次分服。

评按：方中苍术、陈皮健脾燥湿；茯苓、泽泻、六一散清热利湿；炒麦芽消食和中。诸药相合，共奏健脾化湿之功。

5. 除湿丸（见"二十四、丘疹性荨麻疹"）

6. 凉血除湿汤

组成：生地黄 30g、丹皮 9g、赤芍 9g、忍冬藤 15g、苦参 9g、白鲜皮 9g、地肤子 9g、豨莶草 9g、海桐皮 9g、六一散 9g（包）、二妙丸 9g（包）。

功用：凉血清热，除湿止痒。

适应证：丘疹性湿疹。

服法：水煎服，日一剂，早晚两次分服。

评按：生地黄、丹皮、赤芍凉血清热；忍冬藤清热解毒；豨莶草、海桐皮、苦参、白鲜皮、地肤子除湿止痒；六一散、二妙丸利湿清热。

7. 三妙丸

组成：黄柏 120g*、苍术 180g*、川牛膝 60g*。

功用：清热燥湿。

适应证：湿热下注之湿疹。

服法：一日二次，一次 6~9g。

评按：方中苍术、黄柏清热燥湿，牛膝活血通经，引药下行。诸药相合，共奏清热燥湿之功。

8. 防风通圣丸

组成：防风 50g*、薄荷 50g*、大黄 50g*、栀子 25g*、桔梗 100g*、川芎 50g*、白芍 50g*、连翘 50g*、炒白术 25g*、荆芥穗 37.8g*、麻黄 50g*、芒硝 50g*、滑石 30g*、石膏 10g*、当归 50g*、黄芩 100g*、甘草 200g*。

功用：解表通里，清热解毒。

适应证：外寒内热之湿疹。

服法：一日二次，一次 6~9g。

评按：本方出自《宣明论方》，为表里双解剂。方中防风、麻黄辛温解表散风；荆芥、薄荷疏风清热；大黄、芒硝通腑泻热；滑石、栀子利湿清水道之热；石膏、桔梗清肺胃之热；连翘、黄芩祛诸经之游火；川芎、当归、白芍养血柔肝；甘草、白术和胃健脾。诸药相合，共解表通里，清热解毒。

9. 牛黄清热散

组成：黄连 100g*、黄芩 100g*、栀子 100g*、郁金 100g*、寒水石 100g*、牛黄 100g*、水牛角浓缩 40g*、琥珀 50g*、玳瑁粉 100g*、朱砂 50g*、冰片 30g*。

功用：清热利湿。

适应证：湿热邪入里之小儿湿疹。

服法：一日三次，一次 1~3g。

评按：方中黄连、黄芩、栀子清热燥湿；寒水石清热泻火；牛黄、水牛角、琥珀、朱砂、玳瑁凉血清热、镇定安神；冰片芳香开窍。诸药相合，共奏清热利湿之功。

10. 龙胆泻肝汤（见"六、丹毒"）

适应证：肝胆湿热证之湿疹。

11. 湿毒膏

组成：青黛 150g、黄柏末 310g、煅石膏末 310g、炉甘石末 180g、五倍子末 90g。

功用：收湿止痒。

主治：慢性湿疹，慢性皲裂性湿疹。

用法：涂敷皮损上，每日一至两次。

评按：方中青黛凉血清热；黄柏末燥湿止痒；煅石膏末清热敛疮收湿；炉甘石收湿止痒；五倍子敛疮薄肤。诸药相合，共奏收湿止痒之功。

12. 青白散

组成：青黛 30g、海螵蛸末 90g、煅石膏末 370g、冰片 3g。

功用：收湿止痒，消炎退肿。

主治：湿疹。

用法：渗水多时，将药末掺上；渗水不多时，用麻油调敷。

评按：方中青黛清热凉血；海螵蛸收湿止痒；煅石膏清热收湿止痒；冰片清热渗透，诸药相合，共奏收湿止痒、消炎退肿之功。

13. 祛湿散

组成：黄柏末 30g、白芷末 30g、轻粉 30g、煅石膏 60g、冰片 6g。

功用：祛湿止痒。

适应证：湿疹。

用法：常与其他药膏混合后使用。

评按：方中黄柏清热燥湿止痒；白芷祛风止痒；煅石膏清热收湿止痒；轻粉敛疮止痒；冰片清热透皮。诸药相合，共奏祛湿止痒之功。

14. 湿疹粉

组成：煅石膏末 310g、枯矾末 150g、白芷末 60g、冰片 15g。

功用：收湿止痒。

适应证：湿疹，足癣。

用法：渗出多时用药末外掺，渗出少时用植物油调糊外搽，亦可入其他药膏外用。

评按：方中煅石膏末清热收湿；枯矾收湿敛疮止痒；白芷祛风敛疮止痒；冰片清热透皮。诸药相合，共奏收湿止痒之功。

15. 九华粉洗剂

组成：朱砂 18g、川贝母 18g、龙骨 120g、硼砂 90g、滑石 620g、冰片 18g。

功用：收湿止痒。

适应证：湿疹。

用法：用毛笔刷涂布。

评按：方中朱砂清热解毒；川贝母清热；龙骨收湿敛疮；硼砂清热；滑石清热利湿；冰片清热透皮。诸药相合，共奏收湿止痒之功。

16. 五石膏

组成：青黛 9g、黄柏末 9g、枯矾 9g、蛤粉 60g、炉甘石 60g、煅石膏 90g、滑石 12g、凡士林 370g、麻油 250ml。

功用：收湿止痒。

适应证：湿疹渗水不多时。

用法：薄涂皮损上。

评按：方中青黛清热凉血；黄柏清热燥湿止痒；滑石清热利湿止痒；炉甘石清热收湿止痒；枯矾收湿敛疮；蛤粉清热利湿；煅石膏清热敛疮；凡士林、麻油调和诸药以润肤。诸药相合，共奏收湿止痒之功。

17. 苦参

苦参苦寒之性较强，既清热燥湿，又兼利尿，使湿热之邪外出，可用于多种湿热证，又能杀虫止痒，为治皮肤病之要药，内服外用均可。治湿疹湿疮，脓疱疮，可单用煎水外洗，或与黄柏、地榆、马齿苋等煎水外洗；治皮肤瘙痒，可与皂角、荆芥等药同用；治风疹瘙痒，可与防风、蝉蜕、荆芥等药同用，如消风散；治疥癣瘙痒，可与黄柏、蛇床子、地肤子等配伍，或与硫黄、枯矾制成软膏外涂。

18. 蛇床子

蛇床子辛苦温燥，有燥湿祛风、杀虫止痒之功，为皮肤病及妇科病常用药，常与苦参、黄柏、白矾等同用，且较多外用，可治湿疹湿疮；单用煎汤洗，可治阴囊湿疹；与白矾煎汤频洗，可治妇人阴痒；单用研粉，猪脂调涂，可治疥癣瘙痒。

19. 藿香

藿香味辛性微温，入脾、胃、肺经。功能芳香化湿，和中止呕，发表解暑。治湿浊中阻所致的脘腹痞闷、少食作呕、神疲体倦等症，与佩兰、苍术、茯苓等同用，可芳香化浊、健脾利湿，适用于有胃肠症状的湿疹，如芳香化湿汤。

20. 密陀僧

密陀僧外用燥湿、杀虫、解毒、收敛、防腐，内服祛痰镇惊。治疗疮疡溃烂久不收敛，可用密陀僧、香油入粗碗内磨化，油纸摊膏，反复贴敷；治疗湿疹、疥癣、银屑病、慢性神经性皮炎等，可用密陀僧30g、轻粉3g、五倍子15g，共研细末，用植物油调敷或用凡士林配成25%~30%软膏，外敷；治酒渣鼻，面部黧黑斑，可用密陀僧研细，人乳调，夜涂抹白天洗之；治疗狐臭，可用密陀僧120g、枯矾6g、轻粉15g、冰片9g，共研细末，频搽腋下。

21. 大枫子

大枫子辛热有毒，作用强烈，多外用。以大风子煅存性，加轻粉研末，麻油调涂，可治麻风及梅毒；以大风子肉配伍硫黄、雄黄、枯矾研末油调涂，可治癣痒诸疮。

【拾遗杂录】

1. 鸡鸣散，可除湿导滞，治疗风寒湿痹，尚可治湿疹。方用苏叶 9g*、吴茱萸 6g*、桔梗 15g*、生姜 15g*、木瓜 30g*、橘皮 30g*、生槟榔 30g，共清下焦湿热。

2. 若湿疹反复发作，予湿疹一号方加茵陈 9g（木通可以淡竹叶代之）。

3. 小儿湿疹重用湿疹一号方，若湿邪较轻则用小儿化湿汤加减。

4. 掌心风，近似于皲裂湿疹，阅《医宗金鉴》方。

5. 风药在湿疹中的运用，若湿象重且皮肤红，不可独用风药，用之则风火相煽，热象更甚；若加清热药则可佐风药；若证属风湿型可用风药。

6. 湿疹四号方用于湿疹热象不显，纳差。

7. 手背湿疹，斑片状脱屑易裂，以小败毒膏内服，每日半瓶。

8. 手背皲裂性湿疹，小败毒散日服半瓶，外用湿毒膏。

9. 手背湿疹样变，少许渗液，予龙葵 30g、马齿苋 30g 煮水湿敷。龙葵可清热解毒，活血消肿，马齿苋清热解毒，凉血止血。

10. 手背慢性湿疹，予除湿丸内服，湿毒膏外用。

11. 手指湿疹，予防风通圣丸、二妙丸内服，每日一次，湿毒膏外用。

12. 手背慢性湿疹，予玉黄膏调密陀僧 30g、白及 9g、轻粉 6g 外用。

13. 手背湿疹，继发脓点，湿敷三号加金银花藤 60g。

14. 小儿湿疹重者用湿疹一号方，湿不太甚者用化湿汤加减。

15. 婴幼儿湿疹，宜清热解毒敛疮，服二号化毒丹（牛黄 1.5g、轻粉 30g）；若头面热毒疖肿，大便干燥者，每日服 0.15~0.3g，蜂蜜调服。

16. 急性湿疹，内服龙胆泻肝汤。外用黄柏 30g、马齿苋 30g 湿敷，或马齿苋 30g、生地榆 30g 湿敷。

17. 亚急性期湿疹，治以养阴利湿法，方用湿疹三号方。

18. 密陀僧 30g、白及 18g、轻粉 12g，加于玉黄膏 30g 中，或配其他基质外用，治慢性湿疹、神经性皮炎等。

19. 角化性湿疹，予苍术 500g、当归 90g、白鲜皮 30g，水煎取液三次，加蜂蜜 120g 内服，日三次，每次一匙。润肤膏外用。

20. 生地榆 30g 煮水湿敷，能够治疗各类湿疹。

21. 外用皮湿一膏（地榆末 600g、煅石膏 600g、枯矾 30g，加凡士林调成 50%~60% 油膏），适于经湿敷后渗液已减少的急性亚急性湿疹。

22. 外用皮湿二膏（密陀僧末 900g、地榆末 450g，加凡士林 2 700g，调和成膏），用于皮损浸润轻度肥厚的亚急性慢性湿疹。

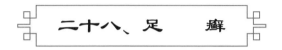

二十八、足　癣

足癣是发生于足趾间、足跖、足跟、足侧缘皮肤的浅部真菌感染，多累及成年人，皮损多由一侧传播至对侧。根据临床特点，可分为三种类型：水疱鳞屑型、角化过度型、浸渍糜烂型。中医称为脚湿气，多发于湿热交蒸之季，夏日加重，冬日转轻，日久皲裂。

【临证心法】

本病多由脾胃湿热下注而成。患者常因久居湿地，或被水浆浸渍，或脚汗淋漓，湿邪外侵，湿热生虫或疫行相染所致。朱老认为本病可以分为三种证型，风湿证、湿热证和血燥证。本病一般首选外治法，若外治法不明显可用内治法辅助治疗。

甲癣多由鹅掌风或脚湿气日久延及爪甲，中医称为"灰指甲"，又称鹅爪风。朱老认为，肝主筋，其华在爪，爪为筋之余。如肝血不足，肝经血燥则爪甲枯槁，甲癣生焉，故匙状甲剥离。皆可以滋养肝血、清热润燥治之。

清热利湿法

例一：患者，趾间足癣，糜烂渗液。予王不留行 30g、明矾 9g、马齿苋 30g 外洗，湿疹粉外用；湿疹一号方内服，加茵陈 15g、冬瓜皮 24g、生薏苡仁 15g、川萆薢 15g、黄柏 9g、生地黄 9g、茯苓 15g、泽泻 12g、车前子（包）9g、六一散（包）9g。

例二：患者，足癣，外用药过敏，下肢出现紫癜，现症见便干，舌红苔薄黄，脉弦。予湿疹一号方加丹皮 9g、赤芍 9g、侧柏叶 9g、大青叶 15g。

【方药传真】

1. 利湿清热方（湿疹一号方）（见"二十四、丘疹性荨麻疹"）

适应证：急性渗出多者。多为急性，有水疱渗液，舌红苔黄腻，脉数。

2. 苦楝子膏

组成：苦楝子 60g。

制法：将苦楝子剥皮，炒黄，研末后用熟猪油调成糊备用。

功用：杀虫灭菌。

适应证：足癣，头癣。

用法：每日外涂一次，十天一疗程。

评按：苦楝子苦，寒，归肝、胃经，有行气止痛、杀虫之功。苦楝子的抑菌作用已被证实，将苦楝子为君药制成苦楝子膏，用于癣类疾病可以起到很好的治疗效果。

3. 枯矾（白矾、明矾）

枯矾外用解毒杀虫、燥湿止痒，内服止血止泻，祛除风痰。本品酸涩性寒，尤宜于疮面湿烂或瘙痒者。治湿疹瘙痒，可与雄黄为末，浓茶调敷，如二味拔毒散；治疥癣瘙痒，可与硫黄、轻粉等同用，如白矾散；治疗肿恶疮，可与黄丹研末外用，如二仙散；治黄水疮，可与熟松香、黄丹等分研末，麻油调涂患处；治口疮、聤耳、鼻息肉、酒渣鼻者，可单用或配伍硫黄、乳香等同用。

4. 茵陈

茵陈味苦、辛，性微寒，入脾、胃、肝、胆经，功能清利湿热、利胆退黄。苦泄下降，微寒清热，善于清利脾胃肝胆湿热，使之从小便而出，为治黄疸之要药。可用于湿热内蕴之湿疮瘙痒、风痒隐疹，可单味煎汤外洗，也可与黄柏、苦参、地肤子等同用。

【拾遗杂录】

1. 足癣糜烂轻度者，生地榆煮水湿敷，可抑制真菌。

2. 王不留行适用于角质增生。

3. 花斑癣，予硫黄 15g、雄黄 15g，醋调外用。

4. 足癣糜烂型，六一散 9g、枯矾 9g，研末外用；或用五倍子、海螵蛸各等份，研细末，撒患处。

5. 足癣角化皲裂较重，外用红油（红信 6g、麻油 60g，把红信置锅内熬枯去渣外搽）。

6. 甲癣，予白凤仙花 30g、明矾 9g 捣烂涂甲上，布包，每日换药一次。

7. 手癣，予醋泡方，药用荆芥 18g、防风 18g、红花 18g、地骨皮 18g、皂角刺 30g、大枫子 30g、明矾 18g，用米醋 1 500ml 浸泡 3~5 天备用，钱币状效佳。

8. 华山医院醋泡方，药用斑蝥 0.9g、马钱子 9g、白信 9g、土槿皮 9g、大黄 9g、蜈蚣 4 条、白及 9g、樟脑 9g，上药研末，醋 1kg，泡 48 小时后浸泡手足，开始每日泡 5~10 分钟，渐延长时间，共泡 20 天。

9. 治疗癣方，药用红信 240g、棉籽油 2 400g，熬枯去红信、加黄蜡 240g。功用止痒润肤，主治牛皮癣、手癣、皲裂。

10. 上海华山医院治手癣方中有白砒，能抑制真菌生长。

11. 足癣，方用藤黄膏，以藤黄 3g、枯矾 3g、轻粉 1.5g、明雄黄 1.5g，诸药共研细末，用麻油 120g、黄白蜡各 9g，溶化收膏，外用。

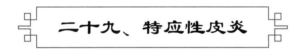

二十九、特应性皮炎

特应性皮炎原称"异位性皮炎""遗传过敏性皮炎"，是一种与遗传过敏体质有关的特发性皮肤炎症性疾病。本病表现为瘙痒，多形性皮损，或见红斑、丘疹、水疱，或见干燥、肥厚、脱屑，并有渗出倾向，均伴剧烈瘙痒。常伴发哮喘，过敏性鼻炎。在中医文献记载中，与"乳癣""奶癣""胎敛疮""血风疮""四弯风"等病相似。

【临证心法】

本病以内因为主，病因有三：一为胎前母食五辛，多餐动风发物，脾失健运，授乳遗湿热于儿；二为小儿饮食不节，禀性不耐；三为小儿先天不足，生化乏源，肌肤失养。辨证可分为三型，湿热内蕴、脾虚湿盛、阴虚血燥。湿热内蕴证治以清利湿热，方用导赤散加黄连、车前子，中成药可用导赤丹或犀角化毒丹，外用湿疹膏或五石膏，渗出多时可用生地榆、黄柏湿敷；脾虚湿盛证治以健脾利湿，方用小儿化湿汤，中成药可用参苓白术散，外用玉红膏或润肌膏；阴虚血燥证治以养血润燥，方用地黄饮子加减，或用滋阴除湿汤加减，外用润肌膏加湿疹粉调搽。

1. 滋阴除湿法

患者，男性，8岁，采用滋阴除湿法治疗，方用生地黄30g、玄参9g、当归9g、丹参9g、地肤子6g、苍耳子6g、白鲜皮9g、蛇床子6g、六一散9g(包)。

2. 芳香化湿法

患者，女性，6岁，现症见便稀食少，辨证属脾虚证，以芳香化湿法治疗，服湿疹四号方加炒麦芽。

3. 潜阳息风法

患者，男性，18岁，自幼患湿疹，头面及四肢皮损3个月，现症见皮损渗出明显，伴瘙痒，舌红苔薄白，脉滑数。治以清利湿热法，方用湿疹一号方。

二诊：无效，皮损渗出，瘙痒剧烈，治以重潜消风为法，兼佐滋阴。方用神二方加生地黄24g、玄参9g、麦冬9g、茯苓9g、白鲜皮30g。

三诊：服后痒轻，渗液少，原方加石斛9g、冬瓜皮9g。

四诊：病情大见效，同上方。

五诊：一月后头项疹发，舌红苔薄白，脉细数。方用神二方加生地黄24g、玄参9g、麦冬9g、石斛9g、蚤休9g。

[注释] 患者初诊属慢性病程急性发作，予清热利湿效果不明显。此后考虑患者长期渗出可致阴液不足，故予滋阴法。神二方为治疗神经性皮炎的常用方，以潜阳息风止痒药为主，对剧烈瘙痒效佳。

4. 外治法

患者，男性，9岁，皮损主要位于眼睑及颈部，外用玉黄膏30g、祛湿散6g；内服除湿丸半包，每日两次。

5. 健脾利湿法

过敏性体质（特应性皮炎），服下方，芡实15g、薏苡仁30g、莲子15g、秫米15g、大枣7枚。水煮内服，日一剂。

【方药传真】

1. 导赤散

组成：木通6g、生地黄6g、竹叶6g、甘草6g。

功用：清心利水养阴。

适应证：心经火热、阴有不足之皮炎、湿疹等。症见心胸烦热，口渴面赤，意欲饮冷，以及口舌生疮；或心热移于小肠，小便赤涩刺痛，舌红，脉数。

服法：水煎服，日一剂，早晚两次分服。

评按：出自《小儿药证直诀》，方中木通、生地黄共为君药。木通苦寒，入心经与小肠经，清泻实火；生地黄甘寒，可滋阴清火，两者相配可滋阴制火，利水通淋；竹叶清心除烦；甘草调和诸药，固护脾胃。用于心经火热、阴虚湿盛的皮炎、湿疹患者。

2. 小儿化湿汤（化湿汤）（见"二十七、湿疹"）

适应证：可用于婴幼儿湿疹，特应性皮炎。除皮损外，症见面色萎黄，四肢不温，神倦乏力，足跗时肿，舌淡，苔白或腻，脉缓而弱。

3. 地黄饮子

组成：生地黄 9g、熟地黄 9g、当归 9g、玄参 9g、丹皮 9g、红花 9g、白蒺藜 9g、生甘草 6g、僵蚕 6g、何首乌 9g。

功用：养血滋阴，息风止痒。

适应证：风瘙痒，血风疮、旋耳疮迁延日久，血虚化燥生风者。可见足冷面赤，舌淡或红，苔薄白，脉沉细弱。

服法：水煎服，日一剂，早晚两次分服。

评按：出自《医宗金鉴》，方中熟地黄、何首乌滋补阴血；生地黄、玄参滋阴清热；当归养血和血；丹皮、红花活血祛瘀；白蒺藜、僵蚕息风止痒；甘草润燥。主治以养血滋阴，息风止痒，适用于皮损干燥粗糙者。

4. 滋阴除湿汤（湿疹三号方）（见"二十四、丘疹性荨麻疹"）

5. 利湿清热方（湿疹一号方）（见"二十四、丘疹性荨麻疹"）

6. 芳香化湿汤（湿疹四号方）（见"二十七、湿疹"）

7. 神二方（潜阳息风方、息风方）（见"二十六、神经性皮炎"）

适应证：神经性皮炎，结节性痒疹，皮肤瘙痒症，特应性皮炎等瘙痒明显者。可伴疾病日久，心悸失眠，心神烦乱。

8. 除湿丸（见"二十四、丘疹性荨麻疹"）

9. 玉黄膏（见"十六、红皮病"）

10. 祛湿散（见"二十七、湿疹"）

11. 玄参

　　玄参咸寒入血分，既能清热凉血，又能泻火解毒，治温热病、红斑狼疮、红皮病等毒热入营、气血两燔、发斑发疹者，可与石膏、知母、犀角（现已禁用，水牛角代）等药同用，如化斑汤、清瘟败毒饮；治咽喉肿痛、丹毒等热毒内盛者，常与黄芩、连翘、板蓝根等药同用，如普济消毒饮；治剥脱性皮炎、红皮病等热毒伤阴者，症见皮肤剥脱、潮红、舌绛烦渴等，可配伍生地黄、麦冬、石斛、沙参等，方如增液解毒汤。甘寒质润，能清热生津、滋阴润燥，配伍生熟地黄、当归等养血润燥之品，可治疗神经性皮炎、皮肤瘙痒症、慢性湿疹等慢性皮肤病久病伤阴者，如风癣汤、地黄饮子、滋阴除湿汤、除湿丸等。咸能软坚，又有软坚散结之功，配伍浙贝母、牡蛎等，可用治痰火郁结之瘰疬，如消瘰丸。

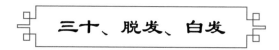

三十、脱发、白发

　　中医学中脱发包括油风和发蛀脱发。油风多指斑秃，朱老认为油风之症，亦包括脂溢性脱发在内。斑秃，是一种突然发生的局限型斑片状脱发，可见圆形或不规则型的脱发斑，边界清楚，皮损边缘头发松动，见感叹号样发。脂溢性脱发多被称为发蛀脱发，主要从前额、鬓角开始，头发逐渐变细、稀疏，前额发际线向后，头顶中央毛发进行性脱落，日久脱发区仅可见少量毳毛。白发是指部分或全部毛发变白。

【临证心法】

　　脱发主要由于血热风燥，风木摇动，或肝肾气血亏虚，气血瘀滞导致无以荣养造成。朱老认为，油风虽指斑秃，其亦应包括脂溢性脱发在内，其核心病机为血热生风或血不养发。白发是由气血虚或肝肾虚造成的。

　　血热型：多见于青少年脱发、白发或斑秃。证属血热生风，脉弦细带数，舌红或舌尖红，苔薄黄。宜凉血清热为法，方用生地黄 60g、当归 60g、丹参 60g、白芍 60g、女贞子 30g、桑椹 30g、墨旱莲 30g、黑芝麻 60g，研末，制成蜜丸，每丸 9g。每日早晚各服 1 丸，温水送服。

阴血虚型：多见于脂溢性脱发。证属阴血不足而生风，症见头皮痒，屑多，或见腰酸腿软，发渐稀，脉弦细，舌红无苔。宜滋阴补肾、养血息风为法，方用生熟地各 60g、何首乌 90g、菟丝子 30g、女贞子 30g、当归 60g、白芍 60g、丹参 60g、羌活 30g、木瓜 30g，研末，制成蜜丸，每丸 9g。每日早晚各服 1 丸，温水送服。

气血两虚型：多见于病后产后之脱发。证属气血两虚，血不上潮。症见面色萎黄，唇舌淡白，头晕眼花，心悸气短，失眠，脉细无力，舌质淡。宜大补气血，方用黄芪 9g、炒白术 9g、党参 9g、当归 9g、白芍 9g、何首乌 9g、茯苓 9g、菟丝子 9g、生甘草 6g。水煎服，日一剂，早晚两次分服。配合人参养荣丸、十全大补丸、补中益气丸或用八珍益母丸等，任选其一。

血瘀型：多见于斑秃或全秃。证属气血瘀滞，症见斑秃日久不长或全秃，须眉俱落，或见头疼，脉细涩，舌质紫黯。瘀血不去，新血不生，血不养发，故宜活血祛瘀为法，方用通窍活血汤加减，以归尾 60g、赤芍 90g、桃仁 30g、红花 30g、紫草 60g、黄芩 30g、炒栀子 30g。水煎服，日一剂，早晚两次分服。

1. 活血祛风法

患者，女，发蛀脱发一年。现症见头部弥漫状脱发，诉头皮痛。予风疹五号方去荆芥、蝉蜕，加菊花 9g*、桑叶 9g*。

[注释] 证属血瘀者，多因旧血不去，新血不生，瘀久极易化燥生风。朱老临床治疗此类病人，常使用风疹五号方加减化裁，以活血祛瘀、养血祛风为法，配伍桑叶、菊花，取其轻清上达头目之意。

2. 活血凉血法

患者，男，发蛀脱发。现症见头部弥漫状脱发，脉细弦，舌红苔黑（染苔），诉头皮痛。证属血瘀，方用归尾 60g、赤芍 60g、桃仁 30g、红花 30g、丹参 60g、白蒺藜 30g、侧柏叶 60g、紫草 15g。研成细面，炼蜜为丸。因非肾虚证，朱老嘱患者可停服核桃。

[注释] 证属血瘀者，瘀久易致化热生风。朱老治疗此类病人，常用通窍活血汤加减化裁，以活血祛瘀为法，配伍丹参、紫草、侧柏叶凉血，血调则发生。

3. 滋阴补肾法

患者，女，油风。现症见头部斑秃，舌淡苔净，脉沉细。方用熟地黄

60g、黑小豆 90g、黑芝麻 60g、何首乌 30g、赤芍 60g。

[注释] 发为肾之华，肾精亏虚，无以滋养毛发，则脱发，宜专于补肾乌发，如用何首乌、熟地黄、黑芝麻、黑小豆之品，专补又恐化热致瘀，佐赤芍一味，补中有泻。

4. 滋水抑火法

患者，男，油风。现症见斑秃，舌质红苔净，脉细滑，诉心烦，眠差。治以滋水抑火法，予七宝美髯丹，日三丸，柏子养心丸，日一丸。

[注释] 方用七宝美髯丹，补肝肾益精血。伴见失眠寐差，为心肾不交之证，常伍以养阴安神之品，如柏子养心丸。肾水得滋，心火得制，则发生而夜寐。

5. 凉血清热法

例一：患者，男，发蛀脱发。原服八珍益母丸无效。现症见头部脂溢性脱发，舌红苔黄。朱老改凉血清热法，方用丹参 60g、侧柏叶 60g、墨旱莲 60g、桑叶 60g、丹皮 60g、赤芍 90g、桑椹 60g。研末，炼成蜜丸，每丸 9g，日服两丸。

[注释] 本方为脂溢脱发方加减化裁，旨在清热凉血。因益气养血效果不佳，朱老考虑为血热风燥之标未除，不可速补之，故先治其标。

例二：患者，男，油风。现症见头部斑秃十余块，伴有白发，舌质黯，脉弦。药用生熟地各 60g、黑芝麻 60g、当归 60g、丹参 60g、何首乌 60g、茜草 30g、姜黄 30g、紫草 30g。研末，炼蜜丸，每丸 9g，日服三丸。

例三：患者，男，16 岁，油风。现症见斑秃，眠差，舌红苔光，脉滑。方用生发二号丸加当归 60g*、侧柏叶 60g*。

二诊：生发二号丸加红花 30g*、丹参 60g*、侧柏叶 60g*。

三诊：生发二号丸加丹参 60g、桑叶 30g、黑芝麻 60g。

例四：患者，男，油风半年余。现症见全秃。方用菟丝子 60g、覆盆子 90g、枸杞子 60g、熟地黄 90g、茯苓 60g、山茱萸 30g、五味子 30g、车前子 15g、鹿角胶 30g、丹皮 15g、泽泻 15g、何首乌 30g、龟甲胶 30g、当归 60g。研末，炼蜜丸，每丸 9g，日服两丸，见大效。

[注释] 脱发之症，以肝肾亏虚为本，血热血瘀风燥为标。虚实夹杂，宜标本同治，消补同施。上三案均以补肝肾为主，伍以凉血活血消风之法，各有侧重。遇此复杂病机，朱老临证时审其病机偏重，治法亦灵活变通，可细揣之。

【方药传真】

1. 乌发丸（生发三号丸）

组成：当归 90g、黑芝麻 90g、女贞子 60g、墨旱莲 60g、桑椹 60g、侧柏叶 60g。

制法：研成细末，炼蜜为丸，每丸 9g。

功用：凉血清热，滋肝益肾。

适应证：肝肾不足，阴虚血热之少白发及斑秃。可伴有发脱齿摇，形体消瘦，面色憔悴，腰膝酸软，足跟疼痛，头晕目眩，耳鸣耳聋，遗精盗汗或性欲亢进，五心烦热，舌红少津或无苔，脉细。

服法：每日早晚各服 1 丸，温水送服。

评按：方中黑芝麻、女贞子、墨旱莲益肝肾，乌须发；当归、桑椹补肝肾，养精血；侧柏叶凉血生发。诸药相合，共奏凉血清热、滋肝益肾之功。

2. 生发一号丸

组成：生熟地各 90g、当归 90g、白芍 60g、女贞子 30g、菟丝子 30g、羌活 30g、木瓜 30g。

制法：研成细末，炼蜜为丸，每丸 9g。

功用：养血消风。

适应证：血虚风燥之脱发。症见患处皮肤光亮，无炎症，或有轻度发痒，如虫行，或毫无感觉，伴有心悸，气短，神疲自汗，动则尤甚，面色白，体倦乏力，舌淡嫩，脉细弱无力或结代。

服法：每日早晚各服 1 丸，温水送服。

评按：方中生熟地黄、当归、白芍养血滋阴；菟丝子、女贞子滋肝益肾；羌活、木瓜祛风止痒。全方共奏养血消风之效。

3. 生发二号丸

组成：干地黄 60g、山药 60g、枸杞子 60g、女贞子 60g、桑椹 60g、神曲 30g、蚕沙 30g。

制法：研成细末，炼蜜为丸，每丸 9g。

功用：滋肝益肾，凉血消风。

适应证：肝肾不足，血热风盛之脱发。伴有头晕、目眩、耳鸣、五心烦热、腰腿酸软、遗精盗汗、夜寐不安等。舌质淡红少苔，脉细数或弱。

服法：每日早晚各服 1 丸，温水送服。

评按：方中地黄甘寒凉血；山药平补脾肾；枸杞子、女贞子、桑椹滋肝益肾；蚕沙祛风燥湿；神曲消食和胃，辛温益胃脘之阳，补而不腻。诸药相合，共奏滋肝益肾、凉血消风之功。

4. 头部脂溢脱发方

组成：墨旱莲 30g、侧柏叶 30g、女贞子 30g、桑椹 30g、丹参 60g、桑叶 60g、丹皮 60g、赤芍 90g。

制法：研成细末，炼蜜为丸，每丸 9g。

功用：滋阴凉血补肾。

适应证：肝肾不足，标为血热风燥的头部脂溢性脱发。可偶有头皮瘙痒，或伴头部烘热，心烦易怒，急躁不安，苔薄，脉弦。

服法：每日早晚各服 1 丸，温水送服。

评按：方中墨旱莲、女贞子、桑椹滋补肝肾；侧柏叶凉血止血；"祛风先行血，血行风自灭"，故加丹参活血化瘀。

5. 活血祛风汤（风疹五号方）（见"二十四、丘疹性荨麻疹"）

适应证：血瘀风燥之脱发。伴有夜多噩梦，烦热难眠；舌有瘀斑，脉沉细。

6. 侧柏叶

侧柏叶味苦、涩，性寒，入肺、肝、大肠经，功能凉血止血，化痰止咳，又有生发乌发之效，适用于血热脱发，须发早白。可单用为末，和麻油涂之，治头发不生；与生地黄、制首乌、黄精等药同用，可治须落发焦，枯燥不荣；鲜品加酒浸泡，取药液涂擦头皮，有止痒之功，并可减少头发脱落，可治脂溢性皮炎及脱发。

7. 何首乌

何首乌补肝肾，益精血，乌须发，强筋骨，化浊降脂。生何首乌功能解毒，消痈，截疟，润肠通便。制何首乌功善补肝肾，益精血，乌须发，强筋骨，兼能收敛，且不寒、不燥、不腻，为滋补良药，可与熟地黄、当归等同用，如当归饮子、地黄饮子、祛风换肌丸治各种血虚风燥型皮肤病；与当归、枸杞子、菟丝子等同用，如七宝美髯丹治精血亏虚、腰膝酸软、须发早白、肾虚无子等；与生熟地黄、当归、黑芝麻、白鲜皮、茜草等同用治疗肝肾不足、风热内蕴型白癜风；与防风、苦参、薄荷等同用，煎汤外洗治遍身疮肿痒痛；

与苦参、白鲜皮等同用治湿热疮毒、黄水淋漓。常用量制何首乌6~12g，生何首乌3~6g，煎服，或熬膏浸酒，或入丸药用。补益精血当用制首乌，截疟、解毒、润肠宜用生首乌。何首乌可能有引起肝损伤的风险，故不宜长期、大量服用。

8. 女贞子

女贞子味甘、苦，性凉，归肝、肾经，功能滋补肝肾，明目乌发。本品味甘性凉，功善滋补肝肾，与墨旱莲配伍即二至丸，治肝肾阴虚所致的眩晕耳鸣，腰膝酸软，须发早白，若加入桑椹、侧柏叶、黑芝麻、当归即乌发丸，可用于肝肾不足、阴虚血热之少白头、斑秃。

9. 墨旱莲

墨旱莲味甘、酸，性寒，入肝、肾经，功能滋补肝肾、凉血止血。本品甘寒，入肝肾经，能补肝肾之阴，固齿乌须发，常用于肝肾阴虚所致牙齿松动、须发早白、眩晕耳鸣、腰膝酸软等，可单用熬膏服，或与女贞子同用，或配伍何首乌、桑椹、枸杞子等，如首乌延寿丹；味酸能收敛杀虫、消肿止痒，对于禀赋不足，风、湿、热阻于肌肤所致的浸淫湿疮、阴痒带下常用量6~15g，煎服，熬膏，捣汁或入丸散；外用研末撒或捣汁。

10. 桑椹

桑椹甘酸，有滋补阴血功效，常用于肝肾不足、阴血亏虚之腰膝酸软、眩晕耳鸣、心悸失眠、须发早白等症，可单用水煎过滤取汁加蜂蜜熬膏服，或用干品研末蜜丸服，或与熟地黄、何首乌、女贞子、墨旱莲等滋阴补血之品同用，如首乌延寿丹。

11. 蚕沙

蚕沙辛甘发散，温燥而通，可以祛风，又善除湿舒筋，作用缓和。皮科用之可祛风湿，止痒，治疗风疹、湿疹瘙痒，可单用煎汤外洗，或与白鲜皮、地肤子、蝉蜕等同用。

【拾遗杂录】

1. 斑秃，舌质淡，多由风邪客于腠理，气血不能荣养肌肤所致，故用养血消风法，八珍益母丸（白芍、白术、川芎、当归、党参、茯苓、甘草、熟地黄、益母草）主之。

2. 治疗脱发、白发时，若暂无生地黄，可以丹参代之。

3. 血热生风者，宜用凉血消风散。

4. 血虚生风者，当以养血为主，酌加牛膝活血通经效佳。

5. 白屑风，当用神应养真丹（与七宝美髯丹皆一类方）。

6. 脱发、白发若要祛风，可选用当归、川芎、白芍、熟地黄养血活血祛风，菟丝子、羌活、木瓜、天麻除湿祛风。

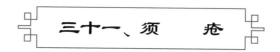

三十一、须　疮

须疮，是由细菌引起的化脓性毛囊炎和毛囊周围炎，通常局限于胡须处，本病多发于青年男性，临床表现为胡须生长处出现红斑，在其基础上可见与毛囊一致的炎性丘疹及脓疱，脓疱中央贯穿须毛，松动易拔掉，皮疹多浸淫成片。类似于中医学文献中所载"羊胡疮"。

【临证心法】

脾胃湿热是须疮发病的根本原因，饮食不节，脾失健运，湿热瘀积，循经上炽。足阳明胃经环口周，故下颌、口周及鼻部易出现红色丘疹；湿热日久，热盛肉腐，则见脓疱；湿热浸淫，则见湿烂成片，反复发作，缠绵难愈，偶可伴有瘙痒灼热。若见瘙痒明显，多为血热生风，临床可用消风一号方和风疹一号方。朱老认为清热解毒、健脾利湿是须疮的根本治法，方用芩连二陈汤加减，或芩连平胃散加减，或导赤散加减。

清热除湿法

例一：患者，男，43岁，玫瑰痤疮、须疮10余年。现症见鼻尖部、鼻翼、颊、唇周丘疱疹，上有脓头，唇周脓点，舌质红，苔黄腻，脉弦滑。诉唇周皮疹疼痛。治疗以燥湿清热化毒为法，方用尾连6g*、黄芩9g*、丹皮9g*、赤芍9g*、金银花9g*、连翘9g*、蚤休9g*、甘草6g*、苍术9g*。

二诊：服后仍起脓疱，改凉血清热、燥湿清肺为法，方用生地黄24g*、丹皮9g*、赤芍9g*、枇杷叶9g*、桑白皮9g*、知母9g*、石膏30g*、尾连6g*、大青叶9g*、苍术9g*、陈皮9g*。

三诊：服 12 剂后鼻周围潮红减轻，丘疹少，但唇周仍有脓点。改清脾燥湿为法，方用苍术 9g*、陈皮 9g*、黄芩 9g*、尾连 6g*、赤芍 9g*、泽泻 9g*、金银花 9g*、生甘草 6g*。

四诊：鼻、颊痤疮已大部消退，唇周脓疮亦少，大便不畅。上方加生石膏 30g、大青叶 9g，加服大黄䗪虫丸。

五诊：脓疮已不再起，嘱停上方，仅服大黄䗪虫丸。

例二：患者，女，须疮 1 个月。现症见须疮，伴见脓疮，舌黯红，苔净，脉细弦。方用苍术 9g*、黄柏 9g*、马尾连 6g*、黄芩 9g*、陈皮 9g*、赤茯苓 9g*、六一散 9g*。

例三：患者，男，须疮。现症见须疮，舌红苔净。方用大青叶 9g*、丹皮 9g*、赤芍 9g*、生甘草 6g*、苍术 9g*、陈皮 9g*、马尾连 6g、黄芩 9g。

例四：患者，男，须疮。现症见须疮，苔黄腻，脉弦滑。治疗以清脾胃经湿热为法，方用苍术 9g*、陈皮 9g*、厚朴 9g*、黄芩 9g*、尾连 6g*、甘草 6g*、龙葵 15g、虎杖 15g、三颗针 9g。

例五：患者，男，50 岁，须疮。现症见口唇须疮，苔黄腻，脉弦滑。治疗以清脾胃湿热为法，方用苍术 9g*、陈皮 9g*、厚朴 9g*、黄芩 9g*、尾连 6g*、甘草 6g*、龙葵 15g*、虎杖 15g*、三颗针 9g*，水煎服；外用龟板散，麻油调搽。

二诊：方改用尾连 6g*、黄芩 9g*、陈皮 9g*、龙葵 9g*、虎杖 15g*、三颗针 15g*、丹皮 9g*、赤芍 9g*、生甘草 6g*。

例六：患者，男，须疮。现症见须疮，伴见脓疮，苔黄腻，脉弦滑。方用苍术 9g、黄芩 9g、厚朴 6g、马尾连 9g、龙葵 15g、虎杖 15g、地肤子 15g、苍耳子 9g、赤茯苓 9g、三颗针 15g。

例七：患者，男，须疮。现症见须疮，苔黄腻，脉弦滑。方用苍术 9g*、黄芩 9g*、厚朴 9g*、尾连 6g*、苍耳子 9g*、赤茯苓 9g*、三颗针 15g、龙葵 15g、虎杖 15g、地肤子 15g。

例八：患者，女，须疮。方用芩连二陈汤加减去半夏，以黄芩 9g*、尾连 6g*、陈皮 9g*、茯苓 9g*、甘草 6g*，服之有效。

例九：患者，男，须疮。现症见上唇须疮，舌红苔净。方用尾连 6g*、黄芩 9g*、大青叶 9g*、丹皮 9g*、赤芍 9g*、生甘草 6g*、苍术 9g*、陈皮 9g*。

例十：患者，男，须疮 2 年。现症见须疮，伴少数脓点，便稀，舌红苔薄白。方用芩连二陈汤，以苍术 9g*、陈皮 9g*、赤茯苓 9g*、泽泻 9g*、尾连 6g*、黄芩 9g*、丹皮 9g*、赤芍 9g*。

例十一：患者，男，50 岁，须疮。现症见口唇须疮。方用马尾连 6g*、黄芩 9g、陈皮 6g、龙葵 15g、虎杖 15g、三颗针 15g、丹皮 9g、赤芍 9g、生甘草 6g。

[注释] 须疮患者多属脾胃湿热，上蒸于口周所致。多因湿热偏盛，治疗以清热解毒、健脾利湿为法，可根据临床症状，配伍凉血活血、搜风止痒之药。

【方药传真】

1. 芩连二陈汤

组成：黄芩 9g、黄连 6g、陈皮 6g、茯苓 6g、半夏 6g、甘草 6g、生姜 3g。

功用：清热燥湿，理气健脾。

适应证：脾胃湿热之须疮，脓疱疮。症见小便不利，舌苔黄腻，脉濡。

服法：水煎服，日一剂，早晚两次分服。

评按：方中黄芩、黄连清热燥湿；半夏、陈皮、茯苓理气健脾；生姜和中止呕，又制半夏之毒；甘草健脾和中。

2. 芩连平胃散

组成：黄芩 9g、黄连 6g、陈皮 6g、苍术 9g、厚朴 6g、甘草 6g。

功用：清热燥湿，调和脾胃。

适应证：须疮，脓疱疮。症见丘疹连绵不断，可以挤出黄白色碎米粒样脂栓，或有脓液，颜面出油光亮，伴口臭口苦，食欲时好时坏，大便黏滞不爽，舌红苔黄腻，脉弦数。

服法：水煎服，日一剂，早晚两次分服。

评按：方中黄芩、黄连清热燥湿；苍术、陈皮、厚朴、甘草理脾和胃。诸药合用，可清脾胃湿热。

3. 龟板散

组成：龟甲末 620g、黄连 30g、红粉 15g、冰片 3g。

功用：收湿止痒，去腐生肌。

适应证：湿疹，黄水疮，发际疮等。

用法：共研细末，麻油调搽。

评按：方中龟甲、红粉、冰片拔毒除脓，去腐生肌，黄连收湿止痒，麻油凉血润肤，诸药合用，共奏收湿止痒、去腐生肌之效。

4. 黄柏

黄柏味苦性寒，入肾、膀胱、大肠经，功能清热燥湿，泻火解毒，除骨蒸。与苍术同用，如二妙丸、三妙丸、四妙丸，治湿热下注所致的脚气肿痛、痿软无力、丹毒、皮肤湿疹瘙痒等。既能清热燥湿，又能泻火解毒，内服外用均可治疮疡肿毒，湿疹瘙痒。治疮疡肿毒，常与黄芩、黄连、栀子配伍，如黄连解毒汤；外用可配大黄、黄连为末，醋调外搽；治湿疹瘙痒，可与苦参、白鲜皮等配伍，亦可配煅石膏等份为末，外撒或油调搽患处。

5. 虎杖

虎杖味苦性微寒，入肝、胆、肺经，功能利湿退黄，清热解毒，散瘀止痛，化痰止咳。入血分，有清热凉血解毒作用，治疗热毒蕴结肌肤之痈肿疮毒，可用虎杖根烧灰贴，或煎汤洗患处；治烧烫伤而致肤腠灼痛或溃后流黄水者，可单用研末香油调敷，亦可与地榆、冰片共研末，调油敷患处；治毒蛇咬伤，可取鲜品捣烂敷患处，亦可煎浓汤内服。

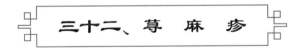

三十二、荨麻疹

荨麻疹是由于皮肤、黏膜小血管扩张及渗透性增加而出现的一种局限性水肿反应，症见皮肤突然出现瓷白色或鲜红色风团，瘙痒较甚，时起时消，通常数小时内消退，不留痕迹，反复发作者可迁延数月甚至数年。若累及黏膜，可伴有腹痛腹泻等胃肠道症状；若喉头水肿，可见呼吸困难、胸闷憋气等，严重者可因窒息而死亡。根据病程可分为急性和慢性荨麻疹，以及一些特殊类型荨麻疹，如人工荨麻疹、寒冷性荨麻疹、胆碱能性荨麻疹、日光性荨麻疹、压迫性荨麻疹等。与中医学文献中记载的"风瘾疹""风痦瘟"相类似，俗称"鬼饭疙瘩""风疹块"。

【临证心法】

禀赋不耐，卫气失固，加之七情变化，饮食不节，虚邪贼风趁机侵袭皮肤肌腠。朱老在其所著的《中医外科学》中将本病归为"风类皮肤病"，由此可见风邪侵袭为本病的主要病因。本病通常以虚为本，以发病诱因为标，在外可因风热、风湿侵袭，在内可因饮食、情志所伤，或可因内外合邪而发病。风热型通常见于急性荨麻疹，治以疏风清热，佐以凉血，方用消风清热饮；若风热之邪郁久，未经发泄，疾病反复发作，则治以搜风清热，方用乌蛇方。风寒型相当于寒冷性荨麻疹，治以固卫和营，御风散寒，方用固卫御风汤。脾胃不和型治以健脾理气，祛风散寒，常用健脾祛风汤。血热型多见于人工荨麻疹，治以凉血清热，消风止痒，方用皮炎汤、消风散（《医宗金鉴》）。血瘀型通常见于慢性荨麻疹，治以活血祛风，方用通经逐瘀汤、活血祛风汤。

1. 疏风清热法

患者，女，4周，荨麻疹。食用螺蛳后发。现症见周身荨麻疹，伴有发热，大便开始较稀，后甚干，舌苔薄黄，脉细滑。方用荆芥 6g、大青叶 6g、蝉蜕 1.5g、浮萍 6g、蚕沙 6g、牛蒡子 6g、生甘草 3g、知母 6g、生石膏 15g、赤芍 6g，服后见好。

二诊：因咽痛、扁桃体炎，去赤芍，加山豆根 6g、炮射干 3g，服后愈。

三诊：2 年后复发荨麻疹，4 岁，方用风疹一号方加陈皮 6g*，服 3 剂愈。

[**注释**] 本案为儿童全身性荨麻疹，伴发热，朱老以急则治其标为则，以疏风清热为法，方用风疹一号方加减。由于本病初期，热象明显，但未伤及营血，加以石膏、知母清气分热。二诊时因咽痛加入山豆根、射干以利咽透疹，2 年后复发仍以疏风清热为法，效佳。

2. 凉血消风法

例一：患者，人工荨麻疹 20 年。现症见皮肤划痕症阳性，舌红，苔黄腻，脉细滑。诉便干。方用消风一号方加大青叶 9g、紫草 9g。

例二：患者，男，6 岁，人工荨麻疹。现症见皮肤划痕症阳性，舌红，苔净。诉大便干，三天一次。方用消风一号方，改生地黄 15g，加白术 6g、枳壳 6g。

例三：患者，慢性荨麻疹半年。现症见皮肤划痕症阳性，舌质红，苔薄白。诉自觉困倦，热后遇凉风加重，夜间多，冷天不加重，饮食无关，便稍干。方用生地黄 30g、当归 9g、荆芥 6g、防风 6g、丹参 15g、赤芍 15g、桃仁 9g、红花 9g、白鲜皮 9g、白蒺藜 9g、生甘草 6g、蝉蜕 6g。

[注释] 朱老认为皮肤划痕症、人工荨麻疹多属血热生风，常用消风一号方加紫草、桃仁等。日为阳，夜为阴，夜间多发，多病在阴分，朱老常以血热论治慢性荨麻疹夜晚多发者，以搜风清热为法。

3. 搜风清热法

例一：患者，男，慢性荨麻疹。现症见周身荨麻疹，舌质黯，苔黄腻，脉弦细。证属风湿并见，方用乌蛇方，效佳。

例二：患者，男。现症见荨麻疹，舌红苔根黄。诉便干。方用乌梢蛇 6g、荆芥 12g、防风 6g、丹皮 6g、赤芍 6g、黄芩 6g、黄连 4.5g、金银花 6g、连翘 6g、甘草 6g、大青叶 9g。

[注释] 对于慢性荨麻疹，朱老认为其由于风热之邪内郁不散，证属风邪日久，未经发泄，常用搜风清热、败毒止痒法，用其经验方乌蛇方治之。

4. 健脾除湿法

例一：患者，女，23 岁，荨麻疹。饮食后出现。现症见食后起风团。方用风疹四号方去木香、乌药、生姜、大枣，加蝉蜕 6g*、当归 9g*、赤芍 9g*、焦三仙 9g*。

例二：患者，男，15 岁，急性荨麻疹。曾静脉注射"泼尼松"不效。现症见周身风团，伴腹痛，脉细数，苔微黄。方用苍术 9g、陈皮 9g、茯苓 9g、泽泻 9g、荆芥 9g、防风 9g、羌活 9g、木香 3g、乌药 9g、生姜 9g、大枣 7 枚，服后发疹少。

例三：患者，女，慢性荨麻疹。现症见荨麻疹，天阴或受热汗出后加重，便溏，舌稍黯苔净，脉细滑。证属脾虚易受风袭，方用苍术 9g*、陈皮 9g*、茯苓 9g*、泽泻 9g*、当归 9g*、羌活 9g*、乌药 9g*、荆芥 9g*、防风 9g*、生姜 9g*、大枣 7 枚 *、丹参 9g*、丹皮 9g*、六一散 9g*。

例四：患者，急性荨麻疹。现症见荨麻疹，每年春季发作，伴有腹痛，舌淡苔净。方用苍术 6g、陈皮 6g、茯苓 6g、泽泻 6g、羌活 6g、防风 6g、乌药 6g、木香 3g、生姜 6g。禁生冷鱼虾。

二诊：1 年后复发，服风疹四号方，原量。

例五：患者，男，8岁，荨麻疹4年。现症见荨麻疹，脘腹痛腹泻，舌淡苔白，脉细。服风疹四号方多剂无效。改用苍术9g、羌活6g、白术6g、荆芥6g、防风6g、蝉蜕1.5g、茯苓9g、泽泻6g、六一散9g、木香6g、乌药9g、吴茱萸6g、干姜3g。

[注释] 对于累及胃肠道的荨麻疹，患者常表现为腹痛、腹泻，常由于素体禀赋不足或饮食不节，过食生冷荤腥所致，因此治以健脾除湿、理气固表为主，朱老认为此时用药偏温较好，故加木香、乌药、生姜等性温的药物。

5. 利水清热法

例一：患者，女，荨麻疹3日。现症见荨麻疹，伴发热，脸肿，纳差，脉浮，舌色正常，苔灰黑。治疗以凉血清热利水为法，方用冬瓜皮15g、茯苓皮9g、桑白皮9g、生地黄30g、丹皮9g、白茅根9g、大青叶9g、生石膏30g、荆芥9g、防风9g。

二诊：未减轻，去大青叶，加黄芩9g、赤芍9g。

例二：患者，女，荨麻疹。生产20余日后出现。现症见四肢散发红色风团，痒感，伴下肢水肿，口渴多饮，尿少，舌淡苔白，脉沉细。方用五皮饮，去大腹皮，加泽泻9g*、车前子9g*、苍术9g*、防风9g*、羌活9g*、六一散9g*。

二诊：舌绛、痒剧，水肿减轻。去羌活、防风、陈皮、苍术、五加皮，加丹皮9g*、赤芍9g*、地肤子9g*、生地黄30g*。

三诊：皮疹消仍痒，下肢肿。上方改地肤子12g*、白鲜皮9g*。

例三：患者，男，7岁，荨麻疹。现症见皮疹泛发全身，呈块状，伴有腹痛，舌淡，苔嫩腻。方用苍术9g*、陈皮9g*、茯苓9g*、泽泻9g*、羌活9g*、防风9g*、乌药9g*、木香3g*。

二诊：方用党参9g*、炒白术9g*、茯苓皮9g*、炙甘草6g*、大腹皮9g*、冬瓜皮30g*、陈皮9g*、白鲜皮9g*、乌药9g*。

[注释] 荨麻疹伴有面肿或下肢肿，朱老以利湿清热为法，方用五皮饮加减，重用皮类药物以皮达皮。例二患者下肢水肿，少尿，初诊时在五皮饮的基础上加祛风、利小便药物，效果不佳，朱老认为阴血亏损时慎用风药，以防风火相煽，加重病势。患者产妇，此时勿犯风火相煽之忌，故二诊时减苍术、防风、羌活等，加凉血活血药。

6. 活血化瘀法

例一：患者，男，48 岁，慢性荨麻疹 4 个月。现症见荨麻疹，舌质淡，脉沉细。方用通窍活血汤 5 剂好转，后加宣木瓜 6g*、五味子 9g*。

例二：患者，男，荨麻疹 3 年。每逢吹风后加重。现症见荨麻疹，吹风加重。初用风疹四号方加乌梅 9g、黄芩 9g、苍术 9g、白术 9g、陈皮 9g，服后有效但不明显。

二诊：改活血化瘀法，方用桃仁 9g、红花 9g、赤芍 9g、归尾 9g、石菖蒲 9g、青皮 9g、生姜 9g、乌梅 9g、宣木瓜 9g、五味子 6g、生黄芪 12g，效佳。

例三：患者，女，荨麻疹 2 个月。现症见荨麻疹，夜晚加重，遇热加重，受压严重，有腹泻，舌黯苔黄，脉沉。方用风疹五号方合玉屏风散去桃仁，服 10 剂显效。

例四：患者，男，慢性荨麻疹 1 年。现症见荨麻疹，脉滑，舌尖红，苔薄。方用生地黄 30g*、当归 9g*、荆芥 9g*、防风 9g*、丹皮 9g*、赤芍 9g*、桃仁 9g*、红花 9g*、白鲜皮 9g*、白蒺藜 9g*、生甘草 6g*、蝉蜕 6g*。服 10 剂显效。

二诊：主诉常头晕，辨为湿困，方用茯苓 9g*、苍术 9g*、生地黄 30g*、当归 9g*、荆芥 9g*、防风 9g*、赤芍 9g*、丹参 9g*、蝉蜕 6g*、白鲜皮 9g*、生石膏 30g*、红花 9g*。

[注释] 瘀血阻络，营卫失和，外受风寒或风热相搏，皮损常见于受压处，舌见紫黯或瘀斑。治以活血祛风为主，药用当归尾、赤芍、桃仁、红花、丹参、荆芥、蝉蜕、甘草等，风热加金银花、连翘，风寒佐麻黄、桂枝。

7. 固卫御风法

例一：患者，荨麻疹。平素易患感冒，受凉皮疹易起，现症见荨麻疹。证属外风易袭，肺卫失固。方用麻黄 9g、桂枝 9g、防风 9g、炒白术 9g、黄芪 9g、五味子 9g、沙参 12g、赤芍 9g、白芍 9g、甘草 6g、生姜 2 片、大枣 7 枚。

例二：患者，男，荨麻疹 3 年。现症见荨麻疹，痒轻。证属卫虚不固，外风易袭。治疗以固卫御风为法，方用黄芩 9g*、防风 9g*、白术 9g*、桂枝 9g*、赤白芍 9g*、生姜 9g*、大枣 9g*、当归 9g*、丹参 9g*。

例三：患者，男，荨麻疹 3 个月。现症见四肢患荨麻疹，冷热均发，出疹后则喘，舌尖微红，苔薄黄，脉弦。方用麻黄 3g、桂枝 9g、赤芍 9g、白芍 9g、荆芥 9g、防风 9g、羌活 9g、乌药 9g、五味子 6g、生姜 9g、大枣 7 枚，服后显著减轻。

[注释] 此类荨麻疹属于风寒另一类型，卫外失固，风寒易袭，疹发于暴露部位，色淡微红或见苍白，吹风遇冷则起。宜用固卫御风汤，用炙黄芪、防风、炒白术（玉屏风散），益以桂枝、炒赤芍、生姜、大枣（桂枝汤），酌加荆芥、茯苓等。

8. 固卫温阳法

例一：患者，男，寒冷性荨麻疹 13 年，皮疹遇冷加重。现症见荨麻疹，伴见畏寒，舌黯苔白，脉弦。单用固卫御风法效差，故改用固卫御风汤加熟附子 9g*、麻黄根 3g*、当归 9g*、丹参 9g*，效佳。

例二：患者，男，寒冷性荨麻疹 12 年。现症见荨麻疹，畏寒舌黯，苔白，脉弦。方用麻黄 3g、桂枝 9g、赤芍 9g、白芍 9g、生黄芪 12g、防风 9g、白术 9g、生姜 2 片、大枣 7 枚、五味子 15g、乌梅 15g。

二诊：熟附片 9g、肉桂末（冲）6g、干姜 9g、生甘草 9g、大枣 7 枚、生黄芪 12g、乌梅 15g、五味子 9g。

例三：患者，女，15 岁，荨麻疹。现症见荨麻疹，冒风而发，遇冷水亦肿，舌红，苔薄白，脉滑数。治以温经散寒，方用乌梅 9g*、五味子 6g*、宣木瓜 9g*、杭芍 9g*、熟附片 15g、嫩桂枝 9g、干姜 6g、生甘草 9g、大枣 7 枚。

[注释] 寒冷性荨麻疹遇寒、遇风会加重，患者通常伴有畏寒、舌淡黯、苔白、脉沉等表现，单纯使用固卫御风法疗效不佳时，通常加入温阳、温经散寒的药物，往往取得明显疗效。

9. 重潜搜风法

例一：患者，女，荨麻疹。现症见荨麻疹，伴有神经功能紊乱，舌质紫。方用神二方加丹参 9g*，效佳。

例二：患者，荨麻疹。素有神经衰弱。现症见荨麻疹，伴有神经衰弱，舌红苔黄。方用神二方加白蒺藜 9g、黄芩 9g、茯苓 9g、泽泻 9g，效佳。

例三：患者，慢性荨麻疹，高血压病史。现症见荨麻疹。方用止痒息风方加石决明 15g、炙甘草 6g、浮小麦 60g、大枣 10 枚。

[注释] 荨麻疹伴有精神症状或是高血压，朱老采用矿石、介壳类药物，以重镇安神、潜阳息风。

10. 麻黄连翘赤小豆汤加减治疗急、慢性荨麻疹

例一：患者，女，慢性荨麻疹。现症见周身荨麻疹，伴有发热腹痛，全身肿，舌黯紫，苔薄黄。诉呼吸困难，皮疹每逢精神紧张发作。方用麻黄3g*、连翘9g*、赤小豆9g*、荆芥9g*、防风9g*、蝉蜕6g*、浮萍9g*、羌活9g*、桑白皮9g*、丹参9g*、黄芩9g*。服后皮疹数量明显减少。

例二：患者，女，急性荨麻疹。现症见周身荨麻疹，舌质红，苔微黄。方用麻黄3g*、连翘9g*、生地黄9g*、荆芥9g*、当归9g*、赤芍9g*、蝉蜕6g*、浮萍9g*、大青叶9g*、生石膏30g*、生甘草6g*。

例三：患者，急性荨麻疹6日。食用鱼虾后出现。现症见周身荨麻疹，舌淡苔黄腻，脉细弦。诉剧痒，便黏腻不爽，胃部不适，双肩关节痛。方用荆芥6g、防风6g、大黄6g（后下）、大青叶9g、山栀子6g、黄芩9g、赤芍9g、连翘9g、甘草4.5g、知母4.5g、生石膏30g。

二诊：苔黄腻，剧痒，皮疹未消，畏寒发热，无汗。方用麻黄3g*、连翘9g*、赤小豆9g*、丹皮9g*、泽泻9g*、苍术9g*、黄芩9g*、茯苓皮9g*、金银花9g*、六一散9g*、蝉蜕6g*。

三诊：服药后荨麻疹消，畏寒，已出少许汗，皮疹消退处剧痒，搔痕血痂，舌黯苔黄腻，脉弦细。方用苍术9g*、黄芩9g*、茯苓9g*、泽泻9g*、地肤子9g*、白鲜皮9g*、苍耳子9g*、苦参9g*、六一散9g*、麻黄3g*、赤小豆9g*。

[注释] 麻黄连翘赤小豆汤出自《伤寒论》，主要用于治疗阳明表邪未尽的湿热发黄证。上述三例虽未有《伤寒论》原文所说的"身黄"之症状，但是究其病因病机都是由于外有风邪束肺，内有（湿）热。例一中患者伴有发热，身肿，苔黄，因此在消风清热的基础上，加麻黄宣肺祛风，桑白皮肃肺行水，二者一开一合，使肺得宣肃，水道通利；赤小豆使水肿从小便而解，连翘加强清热解毒之功。例二患者为急性荨麻疹，朱老通常使用消风清热法，但此例患者患病已5周，在外感风邪的基础上，风邪郁于肌腠，郁而化热，因此在凉血消风散的基础上加麻黄以宣肺疏风，连翘、大青叶以清热解毒。例三患者初诊时以祛风清热药物效果不佳，由于患者具有胃部不适、便溏、舌淡苔黄腻等脾虚湿盛的表现，朱老认为此时为外风引动内风，因此改用健脾祛风法，配合麻黄连翘赤小豆汤，疗效明显。

【方药传真】

1. 消风清热饮（风疹一号方）（见"二十四、丘疹性荨麻疹"）

适应证：外受风热之急性荨麻疹。症见皮疹色红，遇热加剧，舌质红，苔薄，脉细滑等。

2. 凉血消风散（消风一号方）（见"二十一、玫瑰糠疹"）

适应证：血热受风之人工荨麻疹，多晚间发作，先皮肤灼热刺痒，搔抓后即起风团，或条痕状隆起，越抓越多，伴有心烦不宁，口干思饮，舌红苔薄，脉弦滑数。

3. 固卫御风汤（风疹三号方）

组成：炙黄芪9g、防风9g、炒白术9g、桂枝9g、赤白芍各9g、生姜3片、大枣7枚。

功用：调营固卫，御风寒。

适应证：肺卫失固之寒冷性荨麻疹。症见皮疹色白，遇冷或风吹则加剧，得热减轻，多冬季发病，苔薄白，部分苔腻，脉迟或濡缓。

服法：水煎服，日一剂，早晚两次分服。

评按：方中黄芪、白术、防风固表御风为主药；桂枝、白芍、姜枣调和营卫，发散风寒；姜枣助白术健脾益气扶正；赤芍活血祛风为佐。诸药合用，共奏调营固卫、以御风寒之功。

4. 健脾祛风汤（风疹四号方）

组成：苍术9g、陈皮6g、茯苓9g、泽泻9g、荆芥9g、防风9g、羌活9g、木香3g、乌药9g、生姜3片、大枣5枚。

功用：健脾理气，祛风散寒。

适应证：脾胃不和之胃肠型荨麻疹。通常用于累及胃肠道黏膜的荨麻疹，伴有纳呆腹胀，腹痛，腹泻，恶心呕吐，大便溏泄，舌淡苔薄白，脉沉细。

服法：水煎服，日一剂，早晚两次分服。

评按：方中荆芥、防风、羌活透邪于外；苍术、陈皮、木香、乌药行气燥湿于内；茯苓、泽泻利湿于外；生姜、大枣调和营卫。诸药合用可谓相得益彰。

5. 活血祛风汤（风疹五号方）（见"二十四、丘疹性荨麻疹"）

适应证：气血瘀滞之慢性荨麻疹。皮疹黯红，风团多发于腰带、表带受压之处，舌红或有瘀斑，脉细涩。

6. 乌蛇方（乌蛇驱风汤）（见"十一、扁平苔藓"）

适应证：风热郁久之慢性荨麻疹。

7. 神二方（潜阳息风方、息风方）（见"二十六、神经性皮炎"）

适应证：荨麻疹伴有精神症状或高血压患者。可伴疾病日久，心悸失眠，心神烦乱。

8. 浮萍

浮萍味辛性寒，入肺、膀胱经，功能宣散风热，透疹，祛风止痒，利尿消肿。其性发散，有透疹之功，可用于麻疹初起疹出不畅，常与薄荷、蝉蜕、牛蒡子等同用。又有祛风止痒之效，可用治风邪郁闭肌表之风疹瘙痒，偏于风热者多与蝉蜕、薄荷、牛蒡子等辛凉药同用，偏于风寒者多与防风、荆芥等辛温药同用，外用可煎汤外洗或浸酒涂擦患处。

【拾遗杂录】

1. 急性发作之荨麻疹早期可用散风清热法。

2. 由于变换环境、消化不良、过食腥荤、饮食不洁等造成的荨麻疹，通常为胃肠滞热兼感外邪。治以疏风解表，止痒消食。若苔白腻加扁豆、薏苡仁；食滞加焦槟榔、焦三仙。

3. 风邪久袭必入血，故应以虫类搜风，此处以乌蛇方为例。虫药功善搜剔入里之风邪，又善除恶血，故尤善治此类病症，游刃于和营与搜风之间。

4. 介壳类药物功善重镇，可安定神志，慢性荨麻疹因瘙痒常出现神志病变，介壳类药物可平抑内动之肝风。

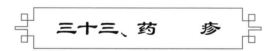

三十三、药　　疹

药疹是指经内服、注射、吸入、灌肠、栓剂、造影、外用等途径给药后，在皮肤黏膜引起的炎症反应，临床表现复杂，分型较多，临床可见发疹前有明确用药史，发病急骤，有明确的皮肤损害，皮疹多广泛分布，痒感重，可有黏膜损害、发热等全身症状及系统损害，如伴有发热、血象升高等，或出现血液变化、内脏功能变化和免疫学变化，且停用致敏药物后皮疹可较快好转。类似于中医学文献中所载"风毒肿""中药毒"。

【临证心法】

药毒是药疹发病的根本原因。由于先天禀赋不耐，胎中遗热，血分蕴有热毒，外达肌表易发斑疹，此时内服或外用某些药物，则中其药毒，毒入营血，此时内有邪热蕴蓄，外有火毒内攻，两阳相搏，火势更炽，引起肌肤透发斑疹，出现壮热、呕吐等。若邪热入血，燔灼阴津，阴津内耗，肌肤失养，则见皮肤脱屑如云片。若素体脾虚，脾失健运，湿热内生，与药毒相结而发疹，焮肿灼痛，湿热瘀阻络道，气血瘀滞，则皮疹黯紫或紫红，形成紫斑点片相连。药毒入营，血热生风，风热相搏，郁于肌腠，则发风痦瘤。若湿热下注则阴器浸淫湿烂。久则阴气亡失，阳无所附，浮越于外，病重而危殆。

此病可按血热型、毒热型、风热型、血瘀型、湿热型和阴伤型进行辨证论治。临床上可配合外治法湿敷，以缓解症状。血热发斑型治疗上以凉血解毒为法，方用皮炎汤加减；毒热型治疗上以清营败毒为法，方用清瘟败毒饮加减；风热型治疗上以疏风清热为法，方用消风清热饮加减；血瘀成斑型治疗上以活血化瘀为法，方用紫斑方或通窍活血汤加减；湿热型治疗上以清利湿热为法，方用龙胆泻肝汤或导赤散加减。阴伤型治疗上以滋阴清热为法，方用增液解毒汤加减。同时，朱老认为不采用激素而使用中医治法治疗药疹，往往也能取到很好的疗效。强调临床用药应防止和减少药疹的发生，后期亦要重视养阴生津药的应用，防止进一步发展为剥脱性皮炎。对于危重病例，护理十分重要，应加强清洁护理，防止继发感染。

1. 凉血清热法

例一：患者，男，固定性药疹 3 日。现症见阴茎固定性药疹，舌红，苔薄白。方用生地黄 30g、丹皮 9g、赤芍 9g、知母 9g、生石膏 30g、金银花 9g、连翘 9g、竹叶 9g、生甘草 6g、木通 6g。外用生地榆 30g，煮水湿敷患处。

例二：患者，女，药疹 2 个月。服"呋喃唑酮"过敏。现症见皮肤划痕症阳性，剧痒，胃堵不适，舌红，苔薄白。方用生地黄 30g、丹皮 9g、赤芍 9g、知母 9g、金银花 9g、连翘 9g、竹叶 9g、生甘草 6g、陈皮 6g、茯苓 9g。

例三：患者，药疹。外用"肤康松"过敏。现症见皮疹泛发全身，舌质黯红，苔净，脉弦细。方用生地黄 30g*、生槐花 15g*、生侧柏叶 9g*、白茅根 9g*、大青叶 9g*、生石膏 30g*、淡竹叶 9g*、绿豆衣 9g*、茜草 9g*、赤芍 9g*。

例四：患者，男，荨麻疹型药疹。"呋喃唑酮"过敏。现症见荨麻疹，伴发热，胃堵不适，便秘，舌淡，苔白，脉弦滑。方用生地黄 30g*、丹皮 9g*、赤芍 9g*、知母 9g*、金银花 9g*、连翘 9g*、竹叶 9g*、生甘草 6g*、茯苓皮 9g。

[注释] 此类患者症状较轻，为血热发斑证，毒热入营，血热沸腾，外走肌腠，出现肌肤掀红成片，可见密集针头大小的红色粟丘疹，皮疹压之退色，可伴有全身症状，如身热、关节酸痛等，舌红，苔薄黄，脉细数。此时治疗应以凉血清热解毒为法，方用皮炎汤加减，药疹患者多有全身症状，若胃部不适则不用生石膏，以免苦寒伤胃。朱老反复强调，药疹患者"不用乌梢蛇、白芷"，即临床上治疗药疹或荨麻疹类的病人，要注意避免交叉过敏。

例五：患者，女，65 岁，药疹。服"呋喃唑酮（痢特灵）"过敏。现症见后背四肢大片潮红，针尖大丘疹，并发气喘，体温 39℃，脉滑数，舌苔黄厚。证属风毒肿，素体血热风盛，药毒之气触发，则风毒发肿。治以凉血清热，败毒消肿，予生地黄 30g*、丹参 9g*、赤芍 9g*、知母 9g、石膏 30g、麻黄 3g、杏仁 9g、尾连 6g*、黄芩 9g*、金银花 9g*、连翘 9g*、生甘草 6g*。

[注释] 本型相当于固定性药疹或其他类型药疹以红斑、血痂、水疱为主者。药毒热入于营血，化为风毒。药毒之气内侵，来势较猛，重用大剂凉血清热解毒药，急解药毒，可用皮炎汤加减。

2. 清营败毒法

例一：患者，药疹。服七厘散饮酒后发生。现症见全身潮红，前臂有水疱疹。方用生地黄 30g*、丹皮 9g*、石膏 30g*、大青叶 12g*、白茅根 15g*、金银花 12g*、连翘 9g*、黄连 6g*、犀角粉（冲服）3g*、玳玳花 3g*。

例二：患者，药疹。"地西泮"过敏。现症见皮肤潮红，密集丘疹，上肢起大疱，舌质红，苔薄黄，脉细弦。方用玳瑁（冲）6g、玳玳花 3g、生地黄 24g、生槐花 15g、生茅根 15g、大青叶 15g、生石膏 30g、金银花 9g、淡竹叶 9g、茯苓皮 9g。

二诊：方用生玳瑁 6g*、生地黄 30g*、茵陈 9g*、丹皮 9g*、赤芍 9g*、知母 9g*、石膏 30g*、金银花 9g*、连翘 9g*、苦参 9g*、苍耳子 9g*、赤茯苓 9g*、白蒺藜 9g*。

三诊：潮红减轻，头渗液，腿肿，舌红苔黄，脉弦细。方用生地黄

30g、丹皮 9g、赤芍 9g、知母 9g、生石膏 30g、金银花 12g、连翘 9g、竹叶 9g、生甘草 6g、黄芩 9g、大青叶 9g、茯苓皮 9g、地肤子 9g。

例三：患者，男，药疹。服"地西泮（安定）"过敏。服激素后好转，遇水即复发。现症见红皮症，剧痒，灼热，尿黄，便干，舌红苔黄。方用生玳瑁 6g*、生地黄 30g*、茵陈 9g*、丹皮 9g*、赤芍 9g*、知母 9g、生石膏 30g*、金银花 12g*、连翘 9g*、苦参 9g*、苍耳子 9g*、赤茯苓 9g*、白蒺藜 9g*，服后见好；干燥处皮损外用润肌膏。

[注释] 本型相当于剥脱性皮炎型和大疱性表皮松解型药疹。以泛发全身的皮肤潮红肿胀、大疱、血疱为主，伴发严重的全身症状或有内脏损害。是因火毒炽盛，热毒内传脏腑，症状较重。治以清营败毒为法，方用清瘟败毒饮加减，配伍少量滋阴清热药，以免伤阴太过。对于热毒较重伴见疱疹者，朱老喜用生玳瑁以清热解毒镇惊，《本草纲目》中记载，"玳瑁，解毒清热之功，同于犀角""解痘毒，镇心神"，用以清心肝邪热，治疗疱疹。配伍玳玳花，防止苦寒药物凉遏气机，同时缓解药疹引发的全身症状，防止伤及脾胃。

3. 滋阴清热法

例一：患者，女，药疹。链霉素过敏。现症见轻型红皮病。一诊服皮炎汤无效。

二诊：方改为生熟地黄各 15g、丹皮 9g*、赤白芍各 9g、丹参 9g*、麦冬 9g*。

例二：患者，男，药疹半月余。肌内注射后出现（具体不详）。现症见全身皮肤潮红、脱屑，红色粟丘疹，口干欲饮，舌红，苔光剥，脉细滑带数。方用生地黄 30g、玄参 15g、石斛 12g、制龟甲 12g、制鳖甲 12g、丹皮 9g、地骨皮 9g、茯苓 9g、金银花 15g、生甘草 6g。

二诊：各症状均好转，方改用生地黄 30g、玄参 12g、麦冬 9g、丹参 15g、制鳖甲 12g、丹皮 9g、白鲜皮 9g、茯苓皮 9g、煅牡蛎 15g、珍珠母 15g、生甘草 6g。

三诊：皮损基本消退。方改用生熟地黄各 15g、白芍 9g、丹参 12g、制鳖甲 12g、茯苓皮 9g、煅牡蛎 15g、火麻仁 9g、生甘草 6g。服药后痊愈。

[注释] 此类患者多见于药疹重者或中后期，热毒入营，耗血伤津，或大量起水疱，伤阴耗液，肤失所养，致使肌肤甲错，层层剥落，口干喜饮，

舌苔光剥。此时不宜使用苦寒药，以免苦寒伤阴，进一步加重病情，此时应用滋阴润燥法，方用增液解毒汤加减以润其肤，缓解皮肤干燥瘙痒之感，临床可配伍少量重镇药以息风止痒，如生牡蛎、珍珠母等，配伍清热解毒药以解药毒，如金银花、甘草等。

4. 疏风清热法

患者，女，药疹。"呋喃唑酮"过敏。口服抗过敏药未见改善。现症见荨麻疹样皮疹，瘙痒。方用生地黄 30g、丹皮 9g、黄芩 9g、金银花 9g、连翘 9g、竹叶 9g、蝉蜕 4.5g、赤芍 9g、生甘草 6g。服用 1 周后皮损基本消退。

［注释］本型相当于猩红热样、麻疹样或荨麻疹样药疹。由于风热袭卫，内而波动营血所致。此时应用疏风清热法，方用消风清热饮加减。

5. 清热利湿法

例一：患者，男，固定药疹。服"阿司匹林"过敏。现症见阴茎固定性药疹。方用木通 6g*、生地黄 30g*、生甘草 6g*、竹叶 9g*、丹皮 9g、赤芍 9g。

例二：患者，男，药疹。"呋喃唑酮"过敏。现症见荨麻疹样皮疹，上部较多，尿少，胃部不适，苔白腻。方用苍术 9g*、陈皮 9g*、茯苓皮 9g*、泽泻 9g*、车前子 9g*、冬瓜皮 15g*、桑白皮 9g*、丹皮 9g*、赤芍 9g*、六一散 9g*。

例三：患者，女，药疹。"呋喃唑酮"过敏。现症见皮疹轻，伴掌膝关节疼痛，舌苔腻。方用苍术、陈皮、茯苓、泽泻、羌独活、桑寄生、防己、防风、牛膝、荆芥、六一散各 9g。

［注释］本型相当于湿疹型药疹，以糜烂渗出明显为表现。为湿热蕴蒸肌肤而致。应用清热利湿法，方用龙胆泻肝汤加减或导赤散加丹皮、赤芍，方中配伍清热利湿药，清大便，利小便，使热从下解。若伴有关节症状，可配伍强筋骨、除风湿药。

例四：患者，男，药疹 2 天。"呋喃唑酮"过敏。现症见周身风团及红色粟粒样皮疹，剧痒，大片潮红，烦躁，舌质红，苔薄黄，脉滑数。方用皮炎汤加茯苓皮 9g*、冬瓜皮 30g*。

［注释］本案证属药物性皮炎之血热型，治以凉血清热，消风利湿。方用皮炎汤清营凉血，泄热化毒。其脉滑数，内有湿热，故加茯苓皮、冬瓜皮以利湿。

6. 其他

患者，药疹。"呋喃唑酮"过敏。现症见荨麻疹样皮疹，畏寒，咽痛，患有神经衰弱。方用生地黄 24g、熟地黄 24g、当归 12g、荆芥 9g、白蒺藜 9g、苍术 9g、苦参 9g、火麻仁 9g、甘草 6g、桂枝 12g、生姜 9g、炒白术 9g、焦三仙 9g。

二诊：症状好转。方改为荆芥 9g*、防风 9g*、白芍 9g*、生姜 9g*、生甘草 6g*、大枣 9 枚 *、焦三仙 9g*、侧柏炭 9g*、陈皮 9g*、浮小麦 30g、麻黄 3g、桂枝 9g。

【方药传真】

1. 皮炎汤（见"十三、多形红斑"）

适应证：血热发斑之药物性皮炎、接触性皮炎、植物日光性皮炎等热入营血证。症见皮损鲜红，伴有发热，口干，咽痛，肌肉关节酸痛，便秘，溲赤，苔薄黄，脉数。

2. 清瘟败毒饮（见"四、疖肿"）

适应证：热毒炽盛之红皮病型药疹，系统性红斑狼疮，寻常型天疱疮。可用于治疗药疹热毒壅盛证，可见皮肤或黏膜发红斑，颜色鲜艳，甚或有水疱、血疱，口腔、阴部黏膜可见糜烂，伴有口干、便秘、溲赤，舌红苔薄，脉弦细数。

3. 增液解毒汤（见"十三、多形红斑"）

适应证：阴伤之红皮病型药疹或剥脱性皮炎。可见全身症状，伴有口干，便秘，溲赤，舌红苔薄，脉弦细数。

4. 消风清热饮（见"二十四、丘疹性荨麻疹"）

适应证：风热犯表之荨麻疹型药疹。

5. 龙胆泻肝汤（见"六、丹毒"）

适应证：肝胆湿热之湿疹型药疹。

6. 导赤散（见"二十九、特应性皮炎"）

适应证：心经热盛之药疹。

【拾遗杂录】

1. 临床用药，力求药味简单易行，中病即止。特别是虫类药物及辛香走窜之品需要特殊注意，"不用乌梢蛇、白芷"，防止进一步交叉过敏。

2. 后期注意养阴生津，透热转气，给邪热以出路。

3. 水疱破溃后糜烂渗液、红肿，可方用生地榆 60g 煎水冷湿敷，以减少渗液、消肿。

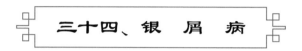

三十四、银 屑 病

银屑病是一种常见的慢性复发性炎症性皮肤病，典型皮损为鳞屑性红斑，过程缓慢，具有复发倾向，多发生于青壮年，冬春季节易复发或加重，而夏秋季节多缓解。在中医学中被称为"白疕"，根据其皮损形态，也属于"白癣""干癣""松皮癣""狗皮癣"等范畴。

【临证心法】

本病患者多素体阳亢血热，或禀受父母血毒。朱老强调，"血分有热"是银屑病的主要病因，"血热"贯穿银屑病治疗的始终。"血分有热"实际是由气分有热，郁久化毒，继而波及营血而来，与温病的"热入营血"不同。本病是由于素体血中蕴热，复感风热毒邪，或恣食腥、发、动风之物，或情志内伤，五志化火。内外相合而导致血热风生，风胜则燥，故皮肤潮红、脱屑。清泻气分毒热，波及营血之毒热随之消减，故清气分热可以治本病"血热风燥证"。风燥日久，伤阴伤血而致阴虚血燥，肌肤失养而干燥起白屑，如仅滋阴养血润燥，恐敛邪，使毒热难解，故滋阴养血润燥与清热解毒并用。

朱老将银屑病辨证分为血热型、血燥型、风湿型、毒热型，其中血热型和血燥型在临床最为多见。又因其病理特点与恶性肿瘤相似，具有细胞过度增殖的特点，故朱老临证亦选用能治疗癌肿的中药来治疗银屑病。

（一）内治法

1. 清热凉血解毒法

例一：患者，进行期银屑病。现症见皮疹泛发全身，潮红，屑少，咽痛，脉沉，舌质红。方用生地黄 30g、槐花 15g、白茅根 15g、紫草 15g、丹皮 9g、大青叶 15g、土茯苓 24g、金银花 15g、白鲜皮 12g、山豆根 15g；外用玉黄膏。用药后减轻，皮疹变薄。

例二：患者，银屑病急性发作。方用生地黄 30g*、槐花 24g*、山豆根 9g*、白鲜皮 15g*、草河车 15g*、大青叶 15g*、紫草 9g*、土茯苓 30g*、丹皮 12g*、连翘 12g*。大便干，予防风通圣丸。

[注释] 本方为白疕一方加减，多用于银屑病进行期。朱老曾提出："皮肤病的发生，与营血的关系甚为密切，临床上大致可分血虚、血热、血瘀、血燥四者。"上述患者均属于血热范畴。治疗以清热解毒，凉血消风为法。朱老在治疗进行期银屑病急性发作时常加用龙葵 15g、白花蛇舌草 30g。若皮疹见炎性红晕，可加大清热解毒药物的用量，选用紫草、马齿苋、大青叶等药；若患者皮疹痒甚加白鲜皮、威灵仙以清热燥湿，祛风止痒；伴有大便干时可加用防风通圣丸。

2. 清热解毒、祛风除湿法

例一：患者，银屑病。方用土茯苓 30g、忍冬藤 9g、生甘草 6g、板蓝根 15g、威灵仙 15g、山豆根 9g、草河车 15g、白鲜皮 15g。

例二：患者，男，银屑病 4 个月。现症见皮疹全身泛发，大便不干，舌苔薄黄，脉弦滑。方用土茯苓 30g*、忍冬藤 9g*、生甘草 6g*、板蓝根 15g*、威灵仙 15g*、山豆根 9g*、草河车 15g*、白鲜皮 15g*、大青叶 15g*。

[注释] 此方为白疕二号方加减，多用于银屑病急性发作早期，同样适用于血热型银屑病，治疗以清热解毒，祛风除湿。与白疕一方相比，该方凉血解毒的功效较弱，而着力于清热燥湿、祛风止痒。朱老认为银屑病早期血热较轻，相比于"白疕一方"证，其毒热较轻，而风湿偏重，故重用土茯苓、白鲜皮、威灵仙等祛风除湿药物。土茯苓、北豆根可能会导致胃肠道不适，若患者出现不适时需考虑减小用量。

朱老也常用土茯苓丸来治疗进行期银屑病。进入静止期后可更用山白草丸、扫癣丸。朱老常用山白草丸以治疗静止期银屑病，认为山白草丸含三棱、莪术等软坚药物，可用于皮损较厚的静止期银屑病。

例三：患者，银屑病 3 年。方用龙葵 12g*、白花蛇舌草 30g*、土茯苓 30g*、白鲜皮 15g*、威灵仙 15g*、炙甘草 6g*、金银花 15g*、生地黄 30g*、生槐花 15g*、紫草 15g*、大青叶 15g*、北豆根 9g*、蚤休 12g*。

例四：患者，进行期银屑病。服抗瘙痒药无效。方用土茯苓 30g*、白鲜皮 15g*、威灵仙 15g*、生甘草 6g*、红花 12g*、生地黄 30g*、生槐花

15g*、紫草 15g*、大青叶 15g*、山豆根 9g*、蚤休 12g、龙葵 15g*。30 剂显效。

例五：患者，女，12 岁，银屑病 2 个月。现症见周身皮疹，舌质红，苔薄黄，脉弦细。方用土茯苓 24g、白鲜皮 12g、威灵仙 6g、金银花 9g、炙甘草 9g、山豆根 9g、黄药子 9g、蚤休 9g、大青叶 15g、丹参 12g、茜草 9g、三棱 9g。先服 10 剂显著好转，1 年后背部有新发。

例六：患者，女，银屑病半年。现症见周身皮疹，舌质红，苔薄白，脉缓。方用土茯苓 24g、威灵仙 9g、白鲜皮 15g、生甘草 9g、金银花 12g、山豆根 12g、蚤休 9g、三棱 9g、鱼腥草 9g、龙葵 9g、黄药子 9g。

3. 清热利湿、健脾和中法

例一：患者，女，银屑病。现症见皮损呈大块斑片状，受冷则腹泻，苔白腻。方用苍术 9g*、陈皮 9g*、茯苓皮 15g*、泽泻 9g*、土茯苓 30g*、丹皮 12g*、炒栀子 12g*、茵陈 12g*、六一散 9g*、地肤子 15g*、苍耳子 9g*。

二诊：服上方后痒减轻，苔黄腻。现去丹皮、栀子，加黄芩 9g*、白鲜皮 15g*。

例二：患者，银屑病。现症见斑块状皮疹，炎性鳞屑疹散发，苔腻，脉弦。方用茵陈 9g*、土茯苓 30g*、黄药子 12g*、当归 9g*、大青叶 15g*、丹参 15g*、乌梢蛇 9g*、鸡血藤 30g*、苍术 9g*、白术 9g*、陈皮 9g*。

例三：患者，女，银屑病。现症见皮疹发于后背、上肢，有渗液，舌苔白腻，腿肿，头晕。方用陈皮 9g*、苍术 15g*、茯苓 15g*、泽泻 15g*、丹参 12g*、地肤子 15g*、车前子 9g*、通草 9g*、土茯苓 30g*、白鲜皮 15g*、威灵仙 15g*、金银花 15g*。

[注释] 该方为除湿胃苓汤加减。朱老认为皮肤病需结合皮疹状态和患者舌脉来辨证治疗。该型银屑病皮疹多发于四肢部位，常有渗液，且痒甚，舌象多见苔腻，同时可伴有腿肿、便溏等全身症状。治疗以健脾和中，清热燥湿为法。

4. 养血活血、滋阴润燥法

例一：患者，男，银屑病 10 年。现症见皮损脱屑少，便干，手心热，苔薄白。方用生地黄 30g、熟地黄 15g、麦冬 9g、玄参 9g、丹皮 9g、赤芍 9g、火麻仁 9g、生甘草 6g、大青叶 12g。

例二：患者，女，银屑病 7 年。现症见皮肤干燥、脱屑、痒，情绪易怒，大便不干，舌质淡，苔光，脉细。方用生地黄 30g、熟地黄 15g、麦冬 12g、火麻仁 9g、丹参 15g、当归 9g、白芍 9g、地肤子 9g、甘草 9g。

例三：患者，女，银屑病。现症见舌质淡，脉沉细。方用熟地黄 24g*、丹参 12g*、当归 12g*、茯苓 15g*、白蒺藜 15g*、威灵仙 15g*、炙甘草 6g*、山豆根 9g*、鱼腥草 9g*、三棱 15g*。服后见好。

例四：患者，女，银屑病数月，曾服白疕一方 20 余剂见好，现症见脉沉细，舌质淡。方用生地黄 15g、熟地黄 15g、丹参 12g、当归 12g、土茯苓 24g、白鲜皮 15g、威灵仙 9g、炙甘草 9g、山豆根 9g、鱼腥草 9g、三棱 15g。

[注释] 该方为养血润肤饮加减，可用于血燥型银屑病。进展期治疗以凉血清热解毒为法，治疗后期进入静止期，风燥日久，伤阴耗血致皮肤干燥，皮疹颜色转淡红色，鳞屑多，痒，也可见烦躁、易怒等全身症状，舌象多为舌淡、苔净。治疗宜养血活血，滋阴润燥。朱老在治疗银屑病时常重用生地黄，与丹皮、赤芍同用以加强凉血活血功效，与麦冬、玄参、白芍等药物同用以加强其养血滋阴润燥的功效。

5. 利湿清热、凉血解毒法

患者，男，脓疱型银屑病。现症见皮疹全身泛发，伴有发热，舌红苔黄腻。方用马齿苋 15g*、蚤休 12g*、丹皮 12g*、赤芍 12g*、黄芩 9g*、地肤子 15g*、白鲜皮 15g*、山豆根 9g*、土茯苓 24g*、金银花 15g*。

[注释] 脓疱型银屑病为风湿热邪俱盛，郁久化毒。可见发热，皮肤脓疱，舌象多为舌质红苔黄腻。治疗以利湿清热，凉血解毒为法。

（二）外治法

朱老治疗银屑病静止期患者常嘱患者外用红粉膏以润肌止痒，红粉膏即红粉 6g 与玉黄膏 30g 调和为膏，适用于小面积银屑病皮损。进行期银屑病患者外用玉露膏与红粉混合以清热解毒，润肌止痒。急性期银屑病，朱老常用皮癣水外洗。对于严重瘙痒的患者，朱老曾用醋泡方加苦楝子 30g 外洗以灭菌止痒。

【方药传真】

1. 白疕一方

组成：生地黄 30g、槐花 30g、山豆根 9g、白鲜皮 15g、草河车 15g、大青叶 15g、紫草 15g、黄药子 12g。

功用：凉血清热，解毒治疮。

适应证：血热风燥之进行期银屑病。皮损不断增多，颜色鲜红，点状出血明显，鳞屑较厚，瘙痒明显，伴怕热，口干舌燥，心烦，大便干，小便黄。舌质红，苔黄或腻，脉滑数。

服法：水煎服，日一剂，早晚两次分服。

评按：方中生地黄性味甘苦而寒，甘寒入血，有清热凉血之功，为君药，朱老治疗血热发斑者，往往重用生地黄，用量常在30g以上，与槐花、山豆根、草河车、紫草、黄药子等大量清热解毒药物相配伍，可以加强其清热凉血解毒的功效；白鲜皮清热燥湿以祛风止痒。诸药配伍以清热凉血，解毒消风，适用于银屑病进行期血热风燥者。

2. 白疕二方（克银一方）

组成：土茯苓30g、忍冬藤15g、山豆根10g、板蓝根15g、草河车15g、白鲜皮15g、威灵仙10g、生甘草6g。

功用：清热解毒，祛风除湿。

适应证：血热之进行期银屑病。皮损迅速，皮肤潮红，皮疹多呈点状，新生皮疹不断出现，鳞屑较多，易剥脱，点状出血，瘙痒明显，伴有口干舌燥，心烦易怒，大便干，小便黄，舌红，舌苔黄或腻，脉弦滑或数。

服法：水煎服，日一剂，早晚两次分服。

评按：克银系列方为朱老在大量临床实践中筛选出来的有效方剂，选择了既可以清热解毒，又有抗肿瘤作用的土茯苓和山豆根，朱老认为山豆根每日用量超过15g时，可能引起头痛眩晕、口干、恶心、呕吐、腹痛、手足发麻等中毒现象，故方中山豆根剂量为10g。方中土茯苓、忍冬藤、白鲜皮、威灵仙清热解毒，祛风除湿；山豆根、板蓝根、草河车清热解毒，适用于银屑病急性期血热风燥者。朱老将克银一方简化后成为克银三方，药物组成为土茯苓30g、北豆根10g、草河车30g、白鲜皮30g。

3. 克银二方

组成：生地黄30g、丹参15g、玄参15g、火麻仁10g、大青叶15g、山豆根10g、白鲜皮15g、草河车15g、连翘10g。

功用：养血润燥。

适应证：银屑病，静止期血虚风燥者。病程日久，皮疹色淡，舌淡红，苔少，脉缓或沉细。

服法：水煎服，日一剂，早晚两次分服。

评按：生地甘苦寒以清热凉血，养阴生津，配丹参以养血活血，玄参清热养阴解毒，大青叶、山豆根、白鲜皮、草河车、连翘清热解毒，火麻仁润肠通便、滋阴补虚。诸药配伍祛邪而不伤正，扶正而不敛邪，适用于银屑病静止期血虚风燥者。简化后为克银四方，药物组成为生地黄 30g、玄参 30g、丹参 30g、火麻仁 10g。上四味药相合以滋阴润燥、养血补虚。

4. 除湿胃苓汤

组成：苍术 9g、陈皮 6g、厚朴 6g、炒白术 9g、猪苓 9g、茯苓 9g、泽泻 9g、六一散（包）9g。

功用：健脾利湿。

适应证：脾虚湿盛之银屑病皮疹渗出明显者。伴有大便时溏时泻，迁延反复，完谷不化，饮食减少，脘腹胀闷，食纳减少，面色不华，神疲肢冷，小便短少，舌质淡，苔白滑，脉沉缓。

服法：水煎服，日一剂，早晚两次分服。

评按：方中以平胃散（苍术、厚朴、陈皮、甘草）燥湿运脾，行气和胃；以五苓散（白术、泽泻、茯苓、猪苓）健脾助阳，化气利水渗湿；诸药配伍，共奏清热除湿、健脾利水之功。

5. 养血润肤饮

组成：生地黄 15g、熟地黄 15g、天冬 9g、麦冬 9g、天花粉 9g、当归 9g、黄芪 9g、升麻 6g、黄芩 9g、桃仁 9g、红花 9g。

功用：滋阴养血，润燥止痒。

适应证：血燥之静止期银屑病。病程日久，皮疹色淡，舌淡红，苔少，脉缓或沉细。

服法：水煎服，日一剂，早晚两次分服。

评按：本方专为血虚生风所致皮肤病而设，方中用当归、生熟地黄养血润肤为君药；配以黄芪益气生血，加强君药作用；佐以二冬、天花粉滋阴清热；桃仁、红花活血化瘀，使瘀血得去，新血得生；阴虚必有内热，故加黄芩以清热；升麻性升散，引诸药出于皮毛，配二冬、黄芩以清内热。诸药合用，共奏养血润肤、滋阴生津之功。

6. 活血方加减

组成：桃仁 10g、红花 10g、当归 10g、丹参 15g、三棱 10g、莪术 10g、赤芍 10g、紫草 10g。

功用：活血化瘀，养血润肤。

适应证：血瘀之静止期银屑病。皮损肥厚，颜色黯红，经久不退。舌质紫黯或见瘀斑瘀点，脉涩或细缓。

服法：水煎服，日一剂，早晚两次分服。

评按：方中桃仁、红花活血通经；当归、丹参养血活血；赤芍、紫草清热凉血解毒；三棱、莪术破血行气、消积通经，朱老认为苔藓样变时可加用三棱、莪术以活血化瘀。诸药配伍以活血化瘀、通络散结、养血润肤，适用于银屑病静止期血瘀风燥者。朱老在临床中也曾用通窍活血方以治疗血瘀型银屑病。

7. 山白草丸

组成：山豆根 90g、白鲜皮 90g、草河车 90g、夏枯草 45g、鱼腥草 90g、炒三棱 45g、炒莪术 45g、王不留行 45g、大青叶 45g。

制法：上药研成细末，炼蜜为丸，每丸重 6g。

功用：清热解毒，散风软坚。

适应证：银屑病静止期，皮损较厚者。

服法：每日早晚各服 3 丸，温水送服。

评按：方中山豆根、白鲜皮、草河车、夏枯草、鱼腥草、大青叶清热解毒、凉血燥湿；三棱、莪术、王不留行活血消积散结。尤适用于银屑病进展期皮损肥厚患者。

8. 玉红膏

组成：当归 60g、甘草 35g、白芷 15g、紫草 9g、血竭 12g、轻粉 12g、麻油 500ml。

制法：将前四药入麻油内浸 3 日后，熬枯去渣，加入白蜡熔化，最后将血竭、轻粉研末加入搅匀成膏。

功用：生肌长皮。

适应证：溃疡面，臁疮。

用法：用纱布条泡入膏内，略去浮油，以纱布盖于疮面。

评按：方中当归、紫草、血竭活血散瘀；甘草清热解毒；轻粉、白芷敛疮生肌；麻油润肤而保护皮肤。其中轻粉最为重要，外治也可用于疥疮、顽癣、臁疮、梅毒、疮疡等。

9. **玉露膏**（见"五、痱子"）

10. **皮癣水**

组成：土槿皮 620g、紫荆皮 310g、苦参 310g、苦楝根皮 150g、生地榆 150g、千金子 50 粒、斑蝥 100 只（布包）、蜈蚣 30 条、樟脑 310g。

制法：将前 5 味药打碎成粗粒，装大瓶内，加入 75% 乙醇 5L，并将斑蝥（布包）、千金子等加入，密封浸泡 1~2 周，滤去药渣，再加入樟脑溶化，备用。

功用：灭菌止痒。

适应证：银屑病，体癣，神经性皮炎。

用法：用毛笔刷涂于皮损上。

评按：皮癣水中土槿皮、紫荆皮、苦参、苦楝根皮、地榆外用杀虫而止痒；千金子、斑蝥、蜈蚣破血消癥。外用疗癣蚀疣。

11. **白茅根**

白茅根甘寒入血分，能清血分之热而凉血止血，用治多种血热出血之证，可单用煎汁或鲜品捣汁服用，或配伍其他凉血止血药。治血热之紫癜、多形红斑、结节性红斑以及一切红斑性皮肤病初期偏于下肢者，可与茜草根、紫草根、板蓝根等同用，如凉血五根汤。止血多炒炭用，清热利尿宜生用。

12. **威灵仙**

威灵仙辛散温通，性猛善走，通行十二经，既能祛风湿，又能通经络而止痛，为治风湿痹痛要药，也可用治跌打损伤。对于一些泛发性、顽固性皮肤病效果良好。配伍全虫、皂角刺、猪牙皂角等，可息风止痒、除湿解毒，适用于慢性湿疹、慢性阴囊湿疹、神经性皮炎、结节性痒疹等慢性顽固瘙痒性皮肤病，如全虫方；配伍土茯苓、北山豆根、草河车等，可清热解毒、祛风除湿，如白疕二方（克银一方），用于银屑病急性期血热风燥者；配伍当归、何首乌、苦参等，滋阴润肌，祛风除湿以止痒，如祛风换肌丸，对于干性脂溢性皮炎有较好效果。

13. **白花蛇舌草**

白花蛇舌草味微苦、甘，性寒，入胃、大肠、小肠经。有清热解毒作用，治疗痈肿疮毒，可单用鲜品捣烂外敷，也可与金银花、连翘、野菊花等同用。

【拾遗杂录】

朱老嘱银屑病患者饮食调理，以豆浆 50g、蜂蜜 500g 调之，每日三次，每次一匙以滋阴清热。血糖偏高者不宜服用。

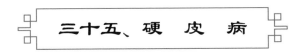

三十五、硬皮病

硬皮病是一种以皮肤和内脏组织胶原纤维进行性硬化为特征的结缔组织病，可分为局限性和系统性两型，前者局限于皮肤，后者常可侵及肺、心、肾、胃肠等器官，病程呈慢性经过。其特征是皮肤发硬，麻木不仁，轻则硬肿成片成条，重则四肢皮肤坚硬如皮革，缠绵难愈。女性多见，男女患病率之比约 1∶3。硬皮病类似于中医的皮痹。

【临证心法】

痹有闭也，阻塞不通，气血痹着，运行不利，营卫失和而致皮痹。风湿之气留滞于皮肤腠理之间而发病即为皮痹。造成痹证之因，内因由于气血两虚，肾阳不足，卫外失固；外因则为寒湿趁虚而入，阻于经络肌表血脉之间。

1. 硬皮病前期

患者，硬皮病。现症见皮损位于后背，大小各为 3cm×8cm、1cm×5cm，脉细，舌黯，苔薄白。方用地骨皮 60g、红花 60g、当归 60g、丹参 60g、赤芍 60g、川芎 30g、牛膝 30g、独活 30g、鸡血藤 60g、伸筋草 30g。研粉末蜜丸。

评按：硬皮病前期可遵痹证治法，治以通络和营，活血行痹，方用独活寄生汤加减，药以地骨皮、当归、川芎、丹参、赤芍、红花、独活、桑寄生、防风、防己、鸡血藤、牛膝、伸筋草、桑枝。若肢端发绀发凉，阳气不达四肢，重用温补肾阳之品，如巴戟天、胡芦巴、仙茅、淫羊藿、菟丝子、枸杞子。若用祛风通络、活血和营之剂见效不著，可根据病人情况加入昆布、海藻、炙鳖甲等咸以软坚之品以消散斑块。

2. 硬皮病后期

若后期皮损萎缩或病情稳定，则补气活血，温经通络。方用桃红四物汤加减，药以太子参、黄芪、熟地黄、当归、川芎、丹参、赤芍、桃仁、红花、鸡血藤、牛膝。心虚加酸枣仁、茯神、远志；脾虚加炒白术、山药、茯苓；肺虚者加沙参、麦冬、五味子；肝虚者加木瓜；肾阴虚者加炙鳖甲、炙龟甲。

3. 系统性硬皮病

治疗全身泛发的硬皮病，除了通络活血之外，还应加入温阳健脾之品，如淫羊藿、白术等。"脾为气血生化之源"，脾胃居于中焦，为升降之枢纽，脏腑阴阳升降与之有关，土气冲和，脏腑才能和顺协调，元气才能充沛，从而抵御外邪入侵。痹证如见全身泛发，则除了寒湿外邪重甚，其里必虚，故需另加温阳健脾、益气扶正之药。

【方药传真】

1. 独活寄生汤

组成：独活 9g，桑寄生、杜仲、牛膝、细辛、秦艽、茯苓、肉桂心、防风、川芎、人参、甘草、当归、芍药、干地黄各 6g。

功用：祛风除湿，通络活血。

适应证：肝肾两亏，气血不足之皮痹、脉痹。伴腰膝冷痛，酸重无力，屈伸不利，舌淡苔少，脉沉无力。

服法：水煎服，日一剂，早晚两次分服。

评按：方中用独活、桑寄生祛风除湿，养血和营，活络通痹，为君药；牛膝、杜仲、地黄补益肝肾，强壮筋骨，为臣药；川芎、当归、芍药补血活血；人参、茯苓、甘草益气扶脾，均为佐药，使气血旺盛，有助于祛除风湿；又佐以细辛搜风治风痹，肉桂祛寒止痛；使以秦艽、防风祛周身风寒湿邪。诸药合用，使风湿得除，肝肾得补，气血得充，诸症自愈。

2. 地骨皮

地骨皮性寒，味甘，凉血除蒸，清肺降火作用显著。常用于阴虚潮热，骨蒸盗汗，肺热咳嗽，咯血，衄血，内热消渴。在朱老治疗硬皮病患者方中，地骨皮为常用药，以皮行皮，同时有软坚作用。李中梓《雷公炮制药性解》中云："地骨皮即枸杞根也，故均入肾，又入肺者，盖以其为表，则其用在表。肺主皮毛，所以入二经。"故选用地骨皮，一因其作用在表，二取其软坚之效用，可谓治疗硬皮病之要药。

【拾遗杂录】

1. 地骨皮有软坚作用，配红花效果更佳。

2. 当归适用于慢性期皮损干燥浸润，用之可以养血。

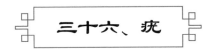

三十六、疣

疣是由人乳头瘤病毒感染皮肤黏膜所引起的良性赘生物，临床上常见有寻常疣、扁平疣、跖疣、丝状疣、传染性软疣和尖锐湿疣等，疣状表皮发育不良也被认为与人乳头瘤病毒感染密切相关。中医称为"千日疮"（见于《外科启玄》），又名"疣疮""梅气疮""疣目"，俗称"瘊子"。

【临证心法】

千日疮（寻常疣）由风邪搏于肌肉而发生，或肝虚血燥，筋气不荣；扁瘊（扁平疣）系由风热之邪客于肌表或内动肝火所致；鼠乳（传染性软疣）由外感风热之毒和内动肝火而发病；跖疣多由局部气血凝滞而成，外伤和擦伤常为本病诱因；尖锐湿疣由湿热下注，气血失和，腠理不密，频感外邪，蕴结肌肤而成；丝状疣由风邪搏于肌肤而发。

1. 清热利湿解毒法

朱老治疣曾方用马齿苋 30g、炒薏苡仁 15g、茯苓皮 9g、蜂房 6g、苍术 9g、陈皮 9g。

2. 凉血解毒法

朱老治传染性软疣曾用去疣三号方，曾方用马齿苋 30g、大青叶 6g、紫草 6g、败酱草 9g。

3. 凉血祛湿法

朱老治面部扁平疣曾用去疣二号方，方用马齿苋 60g、败酱草 15g、紫草 15g、生薏苡仁 30g、板蓝根 15g、蜂房 9g。

【方药真传】

1. 去疣二号方（马齿苋合剂二方）

组成：马齿苋 60g、蜂房 9g、生薏苡仁 30g、紫草 15g。

功用：解毒去疣。

适应证：扁平疣，寻常疣，传染性软疣。

服法：水煎服，日一剂，早晚两次分服。7剂为一疗程，至多2个疗程。

评按：马齿苋清热解毒；生薏苡仁除湿去疣；紫草凉血清热；蜂房以毒攻毒。合之去疣解毒。

2. 去疣三号方（马齿苋合剂三方）

组成：马齿苋60g、败酱草15g、紫草15g、大青叶15g。

功用：清解疣毒。

适应证：扁平疣，传染性软疣。

服法：水煎服，日一剂，早晚两次分服。7剂为一疗程，至多2个疗程。

评按：马齿苋、败酱草、大青叶清热解毒；紫草凉血清热，合之清解疣毒。

3. 去疣四号方

组成：当归尾9g、赤白芍各9g、桃仁9g、红花9g、熟地黄12g、牛膝9g、赤小豆15g、山甲片9g。

功用：活血去疣。

适应证：多发性寻常疣、跖疣。

服法：每剂水煎两次，另加黄酒1两，早晚两次分服。5剂为一疗程，至多2个疗程。

评按：山甲片为主药，取其攻窜之力。其余为养血活血药，以助其势。

【拾遗杂录】

1. 鸦胆子油：将鸦胆子剥壳取仁捣碎，置瓶中加入乙醚，略高过药物为度，隔二时后倒于平底玻璃皿中，等乙醚挥发后，即得鸦胆子油。

2. 水晶膏：糯米100g，15%苛性钾液250ml，用糯米泡入上液，隔24小时捣成透明膏。涂于患处，每三日换药一次。

3. 朱老用生半夏粉，加白糖调之，布包外用，两日换一次，治疗跖疣、鸡眼、胼胝等。

三十七、掌跖脓疱病

掌跖脓疱病属于脓疱型银屑病，是手掌、足趾部出现红斑、脓疱的一种慢性复发性无菌性脓疱性皮肤病，临床表现为呈密集状，似针尖大小的表浅脓疱，可融合成片，表面糜烂、脱屑，有烧灼感。中医学认为本病为湿热蕴久，复感毒邪而发，类似于中医学文献中所载"瘑疮"。

【临证心法】

本病病因为热毒炽盛或湿热蕴结，毒气内攻，毒热蕴结。体内毒热外发，时轻时重，所以本病反复发作；血热外壅而出现红斑，血热久蕴则斑色黯红，脓疱此起彼伏为热盛化毒，毒热壅积而致，鳞屑层出不穷则为毒热伤血，肌肤失养引起。

（一）内治法

清热利湿，凉血解毒法

例一：患者，女，掌跖脓疱病。现症见掌跖脓疱，苔黄。方用蚤休15g、紫花地丁12g、蒲公英15g、金银花9g、连翘9g、生甘草6g、三颗针15g、天葵12g。

例二：患者，男，掌跖脓疱病。现症见掌跖脓疱，舌尖红。方用龙葵9g、虎杖15g、三颗针15g、蚤休15g、生甘草6g、丹皮9g、赤芍9g。

例三：患者，女，掌跖脓疱病。现症见掌跖脓疱。方用黄连6g、黄芩9g、丹皮9g、赤芍9g、蚤休9g、金银花9g、连翘9g、生甘草6g。

例四：患者，女，掌跖脓疱病。现症见掌跖脓疱，经期后新发多，便干，舌红苔黄腻。方用马尾连6g*、黄芩9g*、马齿苋15g*、蚤休9g*、泽泻9g*、薏苡仁9g*、丹皮9g*、赤芍9g*、六一散9g*、紫花地丁9g*、苍术9g*、厚朴9g*。

例五：患者，女，掌跖脓疱病3个月，四肢患湿疹8年。现症见掌趾脓疱，舌黯红，苔黄腻。方用生地黄 30g、黄芩 9g、泽泻 9g、车前子 9g、木通 4.5g、六一散 9g、蚤休 15g、紫花地丁 30g、野菊花 15g。

例六：患者，女，掌跖脓疱病 3 年。现症见掌跖脓疱病，脉弦滑，舌红苔黄腻。方用丹皮 9g*、赤芍 9g*、紫花地丁 9g*、野菊花 9g*、蚤休 9g*、金银花 9g*、连翘 9g*、赤茯苓 9g*、泽泻 9g*、马齿苋 9g*、六一散（包）9g*。

二诊：服后见好，苔白腻加马尾连 6g*、川朴 9g*。

三诊：掌部脓疱消退，但跖部未见消退，渴而不欲饮，苔黄腻。上方加黄芩 9g、苍术 9g。

[注释] 掌跖脓疱病属于脓疱性银屑病，治疗时法与银屑病相类似。脓疱、浸润为感受毒邪所致，治疗时需加大清热解毒药物的用量，加蚤休、紫花地丁、蒲公英、金银花、连翘、甘草等。朱老认为若方中苦寒药多，久服可使患者脾胃虚弱，故需慎用。患者病情好转时，可合平胃散治疗。

（二）外治法

朱老在治疗掌跖脓疱病时，常常以内服中药与中药外洗联合应用。朱老治疗掌跖脓疱病常用王不留行 30g、明矾 9g（即浸泡方）外洗以收敛止汗，灭菌止痒，其中王不留行活血利水行气，明矾收涩燥湿止痒，通涩并用，相互制约。脓疱较多时多用清热解毒消肿药物如龙葵、马齿苋、黄芪、野菊花等，渗出较多时可加入马齿苋消炎、止痒、收敛。朱老也曾用发际散与湿疹粉兑香油调和外用以治疗掌跖脓疱病。

【方药传真】

1. 消炎方（见"四、疖肿"）

适应证：毒热炽盛之掌跖脓疱病。在银屑病基本损害上，出现密集的针头或粟粒大小潜在无菌性小脓疱，覆盖不典型的银屑病鳞屑，脓疱迅速增多融合，数日干涸脱屑，其下新生脓疱。可伴有全身症状，如高热、肝肾损害，舌红苔黄，脉数。

2. 芩连地丁汤

组成：黄芩 10g、黄连 10g、野菊花 10g、生甘草 10g、紫花地丁 15g、苍耳子 12g、生黄芪 12g。

功用：清热解毒。

适应证：毒热炽盛之掌跖脓疱病。

服法：水煎服，日一剂，早晚两次分服。

评按：方中黄芩、黄连清热泻火；野菊花、生甘草、紫花地丁、苍耳子清热解毒。配伍生黄芪可扶正祛邪托毒外出，又可佐制方中苦寒之品伤中焦脾胃。适用于掌跖脓疱病毒热蕴结者。

3. 利湿清热方（湿疹一号方）（见"二十四、丘疹性荨麻疹"）

适应证：湿热蕴毒之掌跖脓疱病。基本损害为在红斑基础上，出现小而深的脓疱，或先为水疱而后成为脓疱。反复发作，时轻时重，有不同程度的瘙痒，皮损处可有烧灼感，多无全身症状。舌红苔黄腻，脉滑数。

4. 苍术

苍术味辛、苦，性温，归脾、胃经，功能燥湿健脾，祛风湿，明目。对湿阻中焦、脾失健运而致脘腹胀闷，呕恶食少，吐泻乏力，舌苔浊腻者最为适宜。辛散温燥，能祛风湿，可治风湿痹痛、脚气痿躄，以寒湿偏胜者尤宜，常与薏苡仁、独活等药同用。也可与石膏、知母等药同用治疗湿热痹痛；与黄柏、薏苡仁、牛膝合用，即四妙散，治疗湿热下注，脚气肿痛，痿软无力；与龙胆草、黄芩、栀子等药同用，治湿热带下，湿疹等；辛香燥烈，能开肌腠而发汗，祛肌表之风寒表邪，又因其长于胜湿，故以风寒表证夹湿者最为适宜。

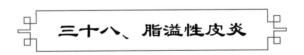

三十八、脂溢性皮炎

脂溢性皮炎是指多发生在皮脂溢出部位的慢性炎症，好发于头面、躯干等皮脂腺丰富区域，典型皮损表现为油腻性、鳞屑性、黄红色斑片，严重者伴有皮肤感染和渗出，通常无自觉症状。中医学谓之"白屑风""面油风""钮扣风"，发于头皮称"白屑风"，发于面部称"面游风"，见于颈项、胸称"钮扣风"。

【临证心法】

肌热当风，伤阴耗血，肌肤失养是脂溢性皮炎发病的根本原因。或因剧烈运动后，头面部出汗，以冷水淋头，外风侵入毛孔，肌热当风；风邪郁久，伤阴耗血，肌肤失养，生风化燥；或由于平素血燥，过食辛辣油腻，脾胃积热上蒸，脾主肌肉，故肌热受风易化燥。对于血热风燥型宜凉血清热，消风润燥，方用凉血消风散加减；阴伤血燥型宜养血滋阴，消风止痒，方用养血消风散或滋阴除湿汤；脾胃湿热型宜健脾祛湿，清热止痒，方用龙胆泻肝汤、除湿胃苓汤、芳香化湿汤。

1. 凉血消风法

例一：患者，男，脂溢性皮炎。现症见面部脂溢性皮炎，舌黯苔净，脉细弦。治以凉血清热祛风为法，方用生地黄 30g、丹皮 9g、赤芍 9g、生石膏 30g、荆芥 9g、蝉蜕 4.5g、白蒺藜 9g、金银花 9g、连翘 9g、生甘草 6g。

例二：患者，女，脂溢性皮炎。现症见面部脂溢性皮炎，皮损为潮红丘疹，痒剧，舌黯苔少，脉细弦。原服消风二号方，效差。乃改凉血消风法，方用生地黄 30g*、丹皮 9g*、赤芍 9g*、豨莶草 9g*、海桐皮 9g*、苍耳子 9g*、黄柏 9g*、六一散 9g*、地肤子 9g*、黄芩 9g*、当归 9g*。服后效佳。

例三：患者，脂溢性皮炎。现症见面部脂溢性皮炎，面部潮红、干、脱屑，舌质红，苔黄。方用皮炎汤，有效。

二诊：服药后胃部不适，去石膏，加陈皮 9g*、茯苓 9g*、丹参 9g*，效佳。

例四：患者，脂溢性皮炎。现症见面部、胸、手背脂溢性皮炎，皮损呈小结节状，色红，舌质红，苔黄腻，脉弦。方用消风一号方加苍术 9g*、黄芩 9g*，服 3 剂有效。

例五：患者，脂溢性皮炎。现症见面部、颈前、后项脂溢性皮炎，舌淡苔黄，脉弦滑。方用生地黄 30g*、丹皮 9g*、赤芍 9g*、地肤子 9g*、白蒺藜 9g*、蝉蜕 6g*、苦参 9g*、六一散 9g*、荆芥 9g*。

二诊：服 15 剂后，面、颈皮损消，痒显著轻，后项仍痒，皮损浸润，诉服药后腹泻，上方加茯苓 9g*、泽泻 9g*。

［注释］本型相当于脂溢性皮炎急性发病者，皮损潮红，干燥瘙痒。治以凉血清热，消风止痒，方用凉血消风散加减。

2. 养血消风法

例一：患者，脂溢性皮炎。现症见面部脂溢性皮炎，皮损颜色黑，浸润，痒感，尿频，舌质淡，苔净，脉弦细。治以养血消风止痒为法，方用风癣汤去生地黄，加熟地黄 24g*、丹参 9g*，加五味子酸收以治尿频。

例二：患者，男，脂溢性皮炎。现症见头部脂溢性皮炎，皮疹干、脱屑、痒，舌淡，苔白，舌体龟裂。方用消风二号方加丹参 9g*、玄参 12g*。

例三：患者，女，42 岁，脂溢性皮炎数年。现症见面部脂溢性皮炎，丘疹无渗液，大便干，舌淡，苔薄白，脉弦细。方用消风二号方，效佳。

[注释] 本型相当于脂溢性皮炎鳞屑型（干性）。患者病程日久，伤阴耗血，治以养血消风为法，以养血消风散为基本方。

3. 滋阴除湿法

例一：患者，男，脂溢性皮炎。现症见头部脂溢性皮炎，痒剧，脱屑，舌质淡，脉弦细。原服消风二号方无效，改湿疹三号方加丹参 9g*，效佳。

例二：患者，脂溢性皮炎。现症见面部脂溢性皮炎，潮红、干、脱屑，有眼眵（提示肝经有热），舌红苔净，脉细滑。方用生地黄 30g*、玄参 12g*、麦冬 9g*、玉竹 9g*、石斛 9g*、白芷 6g*、白蒺藜 9g*、桑白皮 9g*、冬瓜皮 15g*。

例三：患者，脂溢性皮炎数年。现症见头面部脂溢性皮炎，脉沉细，舌淡苔净。方用湿疹三号方加火麻仁 9g，亦可郁李仁 9g 代之。

二诊：潮红减轻，痒并减轻。去白芷，加白鲜皮 9g、苍耳子 9g。

例四：患者，脂溢性湿疹 1 年。现症见颈、肘窝、下肢脂溢性湿疹，经湿疹一号方、神二方无效，脉弦细，苔白，舌质稍淡。改用湿疹三号方加丹参 9g*、熟地黄 9g*、麦冬 9g*、苍耳子 9g*，效佳。

[注释] 对于养血消风法治疗效果不明显的患者，朱老考虑此时患者伤阴多于血虚，以滋阴法为主治疗，颇为有效。以生地黄、玄参、麦冬、玉竹等药以滋阴清热，配以祛风止痒或除湿止痒的药物，效佳。

4. 健脾除湿法

例一：患者，男，脂溢性湿疹半年余。现症见面、颈、手背潮红、浸润，曾服泼尼松 30mg，舌质红，苔净，脉弦。方用陈皮 9g*、炒枳壳 6g*、苍术 9g*、炙甘草 6g*、桑白皮 9g*、茯苓 9g*、泽泻 9g*、炒白术 9g*、冬瓜皮 15g*、茵陈 9g*。

例二：患者，女，脂溢性湿疹 1 年。现症见双耳脂溢性湿疹 1 年，伴渗液，苔白腻，脉沉细。证属寒湿，治以健脾利湿为法，方用陈皮 9g*、炒枳壳 6g*、苍术 9g*、炒白术 9g*、炙甘草 6g*、茯苓 9g*、泽泻 9g*、嫩桂枝 9g*、淡竹叶 9g*、冬瓜皮 12g*、柴胡 9g*。外用生地榆 30g、黄柏 9g，煮水湿敷。

例三：患者，女，脂溢性湿疹 1 个月。现症见脂溢性湿疹，大便不干，舌体胖，苔薄白，舌尖红，脉沉缓。症以湿象为主，治以健脾除湿为法，佐以清热，方用生白术 9g*、生枳壳 6g*、生薏苡仁 9g*、川萆薢 9g*、茯苓 9g*、车前子 9g*、白鲜皮 9g*、生地黄 15g*、丹皮 9g*、泽泻 9g*、苦参 9g*、菊花 9g*。

[注释] 本型相当于脂溢性皮炎痂皮型（湿性），皮损以浸润、渗出为主，朱老喜用除湿胃苓汤加减来治疗，以健脾除湿为法，随证配伍清热、祛风、利水药物。

5. 清解肺热法

例一：患者，女，脂溢性皮炎。现症见面部脂溢性皮炎，伴有痤疮，痒感。方用痤一方加苍耳子 9g、地肤子 9g，服用防风通圣丸。

例二：患者，男，脂溢性湿疹。现症见头、面、胸部脂溢性湿疹，皮疹潮红、瘙痒，舌质紫黯，脉弦数。治以清肺胃热为法，方用桑白皮 9g*、枇杷叶 9g*、黄芩 9g*、地骨皮 9g*、尾连 6g*、石膏 30g*、淡竹叶 9g*、冬瓜皮 15g*、茜草 9g*、赤芍 9g*。

[注释] 除上述几种常见证型外，对于脂溢性皮炎伴有痤疮，或是辨证为肺经热盛的患者，朱老使用枇杷清肺饮为基本方以清肺经热，随症加以苍耳子、地肤子以止痒，对于渗出型皮损加淡竹叶、冬瓜皮以利水，疗效良好。

6. 重潜消风法

例一：患者，男，脂溢性皮炎 3 年，加重 2 个月。鱼、海带过敏。现症见躯干、四肢斑片，皮肤潮红，呈苔藓化，舌质红，苔黄，脉细弦。方用活血消风汤，红热消，肿亦轻。

二诊：神二方加生地黄 30g、丹皮 9g、大青叶 15g。服后红消退，痒亦轻，疗效明显。

例二：患者，男，38 岁，脂溢性湿疹。现症见头面颈、耳后、后背大片浸润红斑脱屑 3 月，抓后流水。服皮癣汤 5 剂；外用玉红膏。

二诊：无变化，舌质红，苔薄白，脉弦滑。治以利湿清热为法，方用湿疹一号方加地肤子 9g；外用加味五石膏。

三诊：服 1 周后，皮疹泛发，均成潮红苔藓样变，皮疹脱屑，脉弦数，舌质红，苔净。治以重潜消风为法，佐以清热，方用神二方加生地黄 30g、大青叶 15g、白茅根 15g、浮小麦 30g。

四诊：服 1 周后显著，皮疹潮红浸润均见消退，背部轻度苔藓，仍有瘙痒感，舌质红，苔黄，脉缓。服上方原方加白蒺藜 9g、苦参 15g。

五诊：背部尚可见成片损害，浸润脱屑，下肢有皮损明显好转，仅下肢有痒感，舌质红，苔黄，脉弦数。方用神二方加当归 9g、大青叶 15g、赤芍 9g、白茅根 15g、茜草 12g。外用九华粉洗剂。

六诊：1 周后皮疹普遍消退，但后背仍有新发的皮损，痒，舌边尖红，脉弦滑。原方去茜草，加丹皮 9g*。

七诊：14 日后，皮疹消退约 95%，仅背、下肢有片状残留，舌质红，苔净，脉缓，继服上方。

[注释] 皮损呈苔藓样变，此为风燥日久，伤阴耗血，此时使用活血消风或是清热利湿法通常无明显疗效，若内风不息，则瘙痒不止，改用磁石、生龙骨、生牡蛎、珍珠母、蛤壳等介壳类药物以重镇息风，内风得息，皮损自愈。

【方药传真】

1. 凉血消风散（消风一号方）（见"二十一、玫瑰糠疹"）

适应证：血热风燥之脂溢性皮炎。症见皮肤干燥，有粃糠状鳞屑，瘙痒，头发干枯无光，常伴有脱发，舌质红，苔薄白干，脉弦。

2. 养血消风散（消风二号方）

组成：生地黄 12g、熟地黄 12g、当归 9g、荆芥 9g、白蒺藜 9g、苍术 9g、苦参 9g、火麻仁 9g、甘草 6g。

功用：养血润燥，消风止痒。

适应证：血虚风燥之脂溢性皮炎。多见干性、瘙痒、脱屑、伴脱发，头昏乏力，苔薄，舌红，脉细。

服法：水煎服，日一剂，早晚两次分服。

评按：方中熟地黄、当归滋阴养血，荆芥、白蒺藜、苦参消风止痒，苍术健脾，火麻仁、甘草润燥，诸药相合，可谓相得益彰。

3. 滋阴除湿汤（湿疹三号方）（见"二十四、丘疹性荨麻疹"）

适应证：血虚风燥，日久伤阴之脂溢性皮炎者，皮损除干燥、脱屑外还可表现为渗出。

4. 神二方（潜阳息风方、息风方）（见"二十六、神经性皮炎"）

适应证：脂溢性皮炎瘙痒明显、皮损苔藓样变者。

5. 防风通圣散

组成：防风、川芎、当归、芍药、大黄、薄荷叶、麻黄、连翘、芒硝各15g，石膏、黄芩、桔梗各30g，滑石90g，甘草60g，荆芥、白术、栀子各7.5g。

功用：解表攻里。

适应证：表里俱实之脂溢性皮炎。见外寒内热，表里俱实，恶寒壮热，头痛咽干，小便短赤，大便秘结，舌红苔黄，脉弦数。

服法：水煎服，日一剂，早晚两次分服。

评按：方中防风、荆芥、薄荷、麻黄轻浮升散，解表散寒，使风热从汗出而散之于上；大黄、芒硝破结通幽；栀子、滑石降火利水，使风热从便出而泄之于下；风淫于内，肺胃受邪，桔梗、石膏清肺泻胃；风之为患，肝木受之，川芎、当归、芍药和血补肝；黄芩清中上之火；连翘清热散结；甘草缓峻而和中；白术健脾而燥温。

6. 祛风换肌丸

组成：牛膝、威灵仙、苍术、黄芩、火麻仁、天花粉、石菖蒲、苦参、何首乌各60g，当归、川芎、甘草各30g。

制法：上药研细末，炼蜜为丸，每丸重9g。

适应证：血虚风燥之干性脂溢性皮炎。见瘙痒、脱屑严重，头昏乏力，苔薄，舌红，脉细。

服法：每日早晚各服1丸，温水送服。

评按：本方出自《医宗金鉴》，当归、川芎、何首乌、牛膝养血润肌肤；威灵仙、苍术、苦参祛风除湿，解毒止痒；石菖蒲开窍散风祛湿，理气活血，可使皮肤腠理开泄，邪气随之而解；何首乌、天花粉养阴生津，滋燥养荣；火麻仁、甘草性味甘平，其中火麻仁可补肝肾，润五脏，养血舒筋，可"疗皮燥发枯"（《玉楸药解》）；甘草可清热润燥。此方滋阴润肌，祛风除湿以止痒，对于干性脂溢性皮炎有较好效果。

7. 珍珠母

珍珠母味咸性寒，归肝、心经，功能平肝潜阳，清肝明目。配伍磁石、龙骨、牡蛎等，如潜阳息风方，可治神经性皮炎等伴剧烈瘙痒、心悸失眠、心神烦乱者；研细末外用有燥湿收敛之功，可用于湿疮瘙痒等证。

【拾遗杂录】

1. 朱老治疗脂溢性皮炎皮疹干燥、灼热，多用枳壳配火麻仁以润燥。

2. 脂溢性皮炎外用玉黄膏、祛湿散。

3. 脂溢性皮炎有渗出者，服除湿丸，颈部外用贯众 30g、黄柏 30g，煎水湿敷。

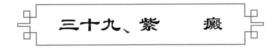

三十九、紫　癜

中医紫癜的范畴包括了西医所指的过敏性紫癜和色素性紫癜性皮病。

过敏性紫癜是侵犯皮肤及其他器官的毛细血管或细小动脉的过敏性血管炎，患者血液系统凝血机制并无障碍，其表现为皮肤出现针尖至榆钱大小的瘀点、瘀斑、斑丘疹，多发于小腿伸侧，皮损 2~3 周后可消，常累及关节、胃肠道以及肾脏。与中医学文献中记载的"葡萄疫"相类似。

色素性紫癜性皮病是指色素沉着和紫癜性损害共同存在的皮肤病，包括了进行性色素性紫癜性皮病、色素性紫癜性苔藓样皮炎等数种类型。其表现为紫红色小点，可排列成小环状；或暗紫色斑点融合成片，周围散在紫红色小点；或是成片铁锈色丘疹，皮损呈轻度苔藓化，伴脱屑、瘙痒，皮损好发于小腿。与中医文献记载的"血疳""血风疮"相类似。

【临证心法】

由于各种原因导致的血不循经，溢出孙络是本病发生的根本原因。风热伤营，湿热蕴阻，阴虚火旺所致血热伤络、血溢脉外则离经成瘀，以及脾气虚，思虑饮食伤脾，脾肾阳虚所致统摄无权，都可以导致血溢脉外，凝滞肌肤，发为紫斑。血热者宜凉血止血，方用疏风活血汤、皮炎汤、化斑解毒汤；

血瘀者宜活血化瘀，方用桃红四物汤加减；统摄无权者宜健脾益气，方用归脾汤加减；脾肾阳虚者宜温阳摄血，方用二仙汤、黄土汤加减。

1. 凉血止血法

例一：患者，男，13岁，过敏性紫癜。现症见双下肢过敏性紫癜，伴扁桃体肿大、咽痛，恶寒。方用生地黄15g、丹皮15g、赤芍15g、大青叶15g、藕节炭9g、血余炭9g、荆芥炭9g、茜草炭15g、仙鹤草30g、白茅根15g、红花12g。

例二：患者，女，17岁，过敏性紫癜。现症见过敏性紫癜伴关节痛，腹痛，有便血史，舌尖红，苔薄，脉细滑。方用生地黄30g*、侧柏叶9g*、荆芥炭9g*、茜草炭9g*、丹皮9g*、赤芍9g*、丹参9g*、仙鹤草9g*、白鲜皮9g*、生甘草6g*。

例三：患者，紫癜。现症见双下肢紫癜，伴便血、鼻衄，舌红苔黄腻，脉弦滑。方用生地黄30g*、丹皮9g*、赤芍9g*、丹参9g*、茯苓9g*、黄芩9g*、大青叶12g*、侧柏叶9g*、生石膏30g*、生甘草6g*。

[注释] 热伤血络，血热妄行，溢于肌肤发为紫癜。朱老以凉血止血为法，以生地黄、丹皮、赤芍等清热凉血药配以炭类止血药，临证加以清热解毒、清热利湿等药物，效佳。

2. 活血止血法

患者，女，紫癜3个月。现症见双下肢紫癜3个月，伴痒感，皮损呈泛发性，伴有静脉曲张，下肢未见浮肿，微脱屑，月经涩少，唇稍紫，舌质正常，苔净，脉弦涩。查凝血时间正常，血小板12×10^9/L。方用当归12g*、红花9g*、桃仁9g*、泽兰9g*、萹蓄9g*、紫草12g*、丹皮12g*、赤芍12g*、香附9g*、侧柏炭9g*、白鲜皮12g*。

二诊：陆续有新发紫癜，舌质正常，苔薄黄，脉沉细。方用大蓟9g*、小蓟9g*、藕节炭9g*、荆芥炭9g*、茜草炭9g*、生地黄24g*、生槐花12g*、生侧柏叶12g*、牛膝9g*、紫草12g*、桃仁9g*、红花9g*、丹参12g*、鸡血藤12g*。

三诊：陆续有少量新发紫癜，舌质正常，苔稍黄。方用桃仁9g*、红花9g*、赤芍9g*、归尾9g*、石菖蒲9g*、青皮9g*、生姜9g*、生甘草6g*、大枣7枚*、仙茅9g*、淫羊藿9g*。

四诊：皮疹明显消退，痒剧，舌黯苔净，脉弦细。上方去二仙，加当归9g、丹参9g以养血。

[注释] 瘀血阻络，迫血妄行，治以活血祛瘀，方用桃红四物汤加减配伍凉血止血药物。

3. 健脾统血法

例一：患者，男，50岁，色素性紫癜性苔藓样皮炎3年。现症见双下肢色素性紫癜性苔藓样皮炎，脉沉细，苔净。治以凉血活血法，方用生地黄24g、槐花15g、紫草12g、荷叶15g、白茅根9g、桃仁9g、红花9g、鸡血藤12g、王不留行9g、藕节炭9g、荆芥炭9g。无效。

二诊：方用生地黄24g、丹皮9g*、槐花15g、白茅根9g、紫草9g、大蓟9g、小蓟9g、藕节9g、红花9g、桃仁9g、赤芍9g、丹参15g、鸡血藤15g、荆芥炭9g、茜草炭9g、仙茅9g、淫羊藿9g。

三诊：左腿成片发疹，胃纳差，脉弦细，舌淡苔净。方用党参12g、炒白术12g、茯苓12g、炙甘草6g、王不留行9g、桃仁9g、红花9g、川芎9g、香附9g、石菖蒲9g、仙茅9g、淫羊藿9g、大蓟9g、小蓟9g。

四诊：有新发皮疹。方用桃仁9g、红花9g、赤芍g、葱白9g、石菖蒲9g、生姜9g、生甘草6g、大枣7枚、党参9g，后加青皮9g*，疗效稳定。

例二：患者，男，进行性色素性紫癜。现症见躯干下肢进行性色素性紫癜。药用党参9g、苍术9g、白术9g、茯苓9g、桃仁9g、红花9g、赤芍9g、葱白3寸、石菖蒲9g、生姜9g、生甘草9g、大枣7枚、当归尾9g、建神曲9g、山楂9g、黄芪12g、青皮6g。

[注释] 例一患者初用凉血活血法治疗，效果不明显，改用健脾统血法，在四君子汤的基础上，配伍活血、温阳、止血的药物，疗效明显。

4. 温阳活血法

患者，女，紫癜13年。现症见双小腿紫癜13年，平素畏寒，耳鸣，腰痛，膝关节痛，寒凉劳累后易犯，皮损呈纹状，色黯红，舌紫黯，苔净，脉沉细。经内科凉血止血法治疗，效不佳。方用淫羊藿9g*、仙茅9g*、当归9g*、炒白术12g*、黄芪12g*、白芍9g*、荷叶9g*、红花9g*、甘草6g*。

二诊：三日后紫癜基本消退，足跟痛，腿胀，上方加泽泻9g*、茯苓9g*。

三诊：七日后病情稳定，足跟痛，腿胀。方用淫羊藿9g*、炒白术

9g*、当归 9g*、黄芪 9g*、茯苓 9g*、胡芦巴 9g*、红花 9g*、炙甘草 6g*、荷叶 9g*、艾叶 9g*。

四诊：仅少量新发，宗上方加升麻 6g*、巴戟天 9g*。

五诊：隔日新发，足跟痛，耳鸣。方用黄芪 9g*、当归 9g*、白术 9g*、茯苓 9g*、泽泻 9g*、山萸肉 9g*、枸杞子 9g*、淫羊藿 9g*、巴戟天 9g*、胡芦巴 9g*。

六诊：上方加干姜 6g*、熟附子 9g*。

[注释] 对于病程日久患者，治疗时应标本兼顾。本案患者，畏寒，受凉后病情反复，舌紫黯，脉沉细，治以温阳补肾，方用二仙汤加减，配以活血止血药物。

【方药传真】

1. 炭类药物

朱老常用炭类药物以凉血止血，在临证时常使用藕节炭、血余炭、荆芥炭、茜草炭、侧柏炭。根据中医五行相生相克的规律，认为血色红属火，炭色黑属水，水能克火，因此认为"血遇黑则止"，历代医家都应用炭类药物治疗血证。炭类药物种类甚多，藕节炭偏于清热止血；血余炭、茜草炭偏于化瘀止血；侧柏炭偏于凉血止血；荆芥炭偏于透热止血。因此，在临床应用时，常根据患者的阴阳虚实情况酌情选用适当的炭类药物。

2. 二仙汤

组成：仙茅 9g、淫羊藿 9g、当归 9g、巴戟天 9g、黄柏 4.5g、知母 4.5g。

功用：温肾阳，补肾精。

适应证：肾阳不足之紫癜。

服法：水煎服，日一剂，早晚两次分服。

评按：方中仙茅、淫羊藿、巴戟天温补肾阳，补益肾精；黄柏、知母泻肾虚火，滋补肾阴；当归养血和血，调理冲任。本方以仙茅、淫羊藿为主，其中仙茅辛温，有小毒，入肝肾经，《滇南本草》记载，"治妇人红崩下血，攻痈疽，排脓。"淫羊藿，辛温甘，入肝肾经，有补肾壮阳、祛风除湿、强筋健骨等功效。对于病程日久的阳虚型紫癜，朱老使用温阳摄血为法，常用上述两味药物以温补肾阳，配合活血止血药物，从而标本兼顾，疗效佳。

【拾遗杂录】

上肢单纯性紫癜，服归桑丸（当归、桑叶等量，制丸）。

55检